零基础学按摩

精准取穴防治常见病

—— 郭 颖 编著 ——

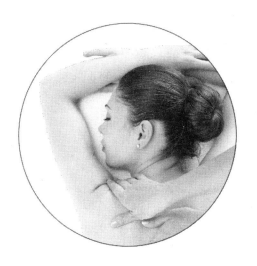

中国医药科技出版社

内容提要

《零基础学按摩：精准取穴防治常见病》是以中医理论为指导，以点按选穴为主要防治方法的一本日常保健书。本书在点穴防治疾病必须了解的前提内容的基础上，重点介绍了日常常见病、妇科儿科病症、五官科病症、皮肤科病症共计89种疾病，让读者可以通过点按选穴的方法来防治、缓解各科疾病。并有其他疗法给读者多一种防治疾病的选择，生活提示帮助读者养成健康好习惯，全方位、多角度地呵护读者的身体健康。

图书在版编目（CIP）数据

零基础学按摩：精准取穴防治常见病／郭颖编著．—北京：中国医药科技出版社，2017.9

ISBN 978-7-5067-9407-7

Ⅰ.①零⋯ Ⅱ.①郭⋯ Ⅲ.①穴位按压疗法 Ⅳ.①R245.9

中国版本图书馆 CIP 数据核字（2017）第 155669 号

责任编辑 李亚旗
美术编辑 杜 帅
版式设计 曹 荣

出版 中国医药科技出版社
地址 北京市海淀区文慧园北路甲 22 号
邮编 100082
电话 发行:010－62227427 邮购:010－62236938
网址 www.cmstp.com
规格 710×1020mm¹/₁₆
印张 17
字数 227 千字
版次 2017 年 9 月第 1 版
印次 2017 年 9 月第 1 次印刷
印刷 香河县宏润印刷有限公司
经销 全国各地新华书店
书号 ISBN 978-7-5067-9407-7
定价 35.00 元

前 言

《零基础学按摩：精准取穴防治常见病》是以中医理论为指导，运用点穴方法激发穴位作用，起到调和阴阳气血、疏通经络、扶正祛邪等功能，以恢复整体与局部的正常生理活动，从而达到身体从内而外的健康。

点穴是在体表穴位上，利用适当的力，灵活运用点、按、掐、叩等手法刺激，利用经络的作用使体内气血运行通畅，从而起到防治疾病的作用。其特点是以指代针，无须任何器具，操作简单，安全便捷，易于掌握，奏效迅速。且在不通过任何设备、药物的情况下，可以在任何场所施术，易于被大家所接受。

点穴治疗以对症治疗为主，有一定的适用范围，对于某些疾病需要配合刮痧、食疗、穴位贴敷等其他疗法才能取得更好的疗效。

本书在阐述点穴的理论知识、治病原理、注意事项等运用点穴治疗必须了解的前提内容的基础上，盘点了全书所用的穴位，不仅对其取穴的位置、功能疗效、主治病症有详细的说明，而且每个穴位都配有图片，方便读者取穴。同时，本书将重点内容放在疾病防治上，包括日常常见病、妇科儿科病症、五官科病症、皮肤科病症共计89种疾病，每一种疾病不仅有简明扼要的原理介绍，而且有详细的点按选穴、其他疗法、生活提示等防治方法，让读者可以通过点穴、食疗、外用和日常防治等行之有效的方法来防治、缓解各科疾病，为保护身体健康提供更多行之有效的方法。

本书力求全方位、多角度地帮助读者养护身体健康。不过由于自身学术水平有限，如有疏漏之处，敬请批评指正。

编　者

2017 年 6 月

目 录

第一章　点穴基础课，按摩保健的前提

第二章　盘点书中所用腧穴，为每一个穴位精准配图

第三章　巧用点穴，轻松预防常见病

第四章　选穴配穴处理好，妇科儿科显疗效

第五章　五官科用点穴法，标本兼治

第六章　点穴治疗皮肤病，秀出白嫩好肌肤

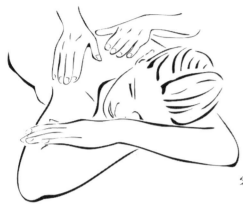

零基础学按摩，开启身体自愈　>>>

第一章

点穴基础课，按摩保健的前提

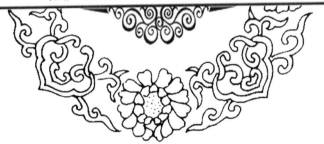

点穴法，源于针灸学理论体系的治疗方法

点穴法，又称"指针疗法"和"压疗法"，是通过手指端在人的体表穴位上适当用力，同时灵活运用点、按、掐、叩等手法刺激，疏通经络，畅通气血，从而起到疾病防治作用的一种中医技法。

点穴法是以针灸学为理论指导，属于针灸理论体系的一部分。而针灸则是我国劳动人民在长期生活过程中逐渐发明并不断完善的一种外治疗法。

远在石器时代，人们为了寻求栖息的生活环境和生产条件，便开始创造生产工具和生活工具，与大自然做斗争。在这一过程中，难免会遭受到各种创伤和发生各种疾病。因此，人们在创造各种生活条件的同时，也创造出了医治各种疾病的方法，针灸疗法就是其中之一，从而衍生出穴位点按的治疗方法。古代文献的记载及出土文物的考证都证实了这一历史事实。

在旧石器时代就出现了以砭石治病的形式。虽然当时还没有专用的治病工具，但作为生产工具的刮削器、尖状器，同时也被用来切开痈肿、放血或者点按。到了新石器时代，人们掌握了两头打制、挖制和磨制技术，能够制造出种类较多又比较精细的石器，其中就有专门用于医疗的砭石。1963 年，在内蒙古多伦旗头道洼新石器时代遗址中发现了一根磨制石针，长 4.5 厘米，一端扁平有半圆形刃，可以切开脓肿，另一端呈锥体形状，可做针刺之用，中间手持部分为四棱形，经鉴定，被确认为是针刺的原始工具——砭石。

"砭"，《说文解字》中解释为："砭，以石刺病也。"《左传·襄公

二十三年》记载:"美疢不如恶石。"东汉服虔注:"石,砭石也。"《山海经·东山经》记载:"高氏之山,山上多玉,其下多箴石。"晋代郭璞注:"箴石,可以为砥(砭)针,治痈肿。"在古代医学文献中,对砭石的记载更为详细。《黄帝内经素问·宝命全形论》云:"制砭石大小。"隋代全元起注:"砭石者,是古外治之法,有三名:一针石,二砭石,三镵石,其实一也。"随着社会生产力的发展,砭石这种医疗工具逐渐被金属针具取代。

1978 年在内蒙古达拉特旗树林召公社,从一批古铜器中发现了一枚青铜砭针,无论在大小还是外形上,都与1963 年出土发现的石针极为相似。这也是对文献记载的一种佐证。

到了春秋战国时期,社会生产力较以前有了明显的提高,学术思想也有了长足的进步,各种学派逐渐形成,特别是古代哲学思想得到了迅速发展。思想上的繁荣为中医针灸理论的形成奠定了良好的基础。而《黄帝内经》的出现标志着中医理论、针灸理论体系的形成。因为在《黄帝内经》中,对人体的经络系统有了完整的介绍,即十二经脉、十五络脉、十二经筋、十二经别以及与经脉系统相关的根节、标本、气街、四海等。在经脉病候中也有了具体的论述,对奇经八脉也有所涉及,而经络系统正是构成针灸理论体系的最主要部分。

隋唐时期针灸学向深、向广发展,不但针灸理论有所发展,而且针灸临床治疗也积累了丰富的经验,出现了很多针灸著作。在宋元时期针灸更为流行,不论在临床实践还是理论基础上都有所发展。元代滑寿撰写了《十四经发挥》一书影响深远,甚至流传到日本,成为日本针灸学术的蓝本。明代针灸发展最为昌盛,出现了《针灸大全》《针灸聚英》《针灸四书》。直至今日,针灸作为中医外治的一种方法,在治疗中的功用仍然是无可取代的。

但是源于针灸系统的点穴法,其实比针灸更适合家庭自我保健与治疗。因为点穴法最大的特点就是以指代针,无需任何器具、任何设备和任何药物，操作简单、安全便捷、易于掌握、无副作用且奏效迅速，可以在任何场所进行。特别是对于一些急症，即使不是专业的医学人员，掌握了方法之后也能进行治疗。

当然，点穴法作为一种治疗保健方法，也是有一定的适用范围的。点穴法适用于临床绝大部分病证，包括内科、外科、妇科、儿科、五官科及皮肤科等，但是具体操作时也还是有很多需要注意的地方：

1. 对小儿进行点穴治疗与保健，手法一定要轻，而且要切记小儿的头部禁点穴。

2. 动脉波动点、体表溃烂处不能点穴。

3. 孕妇、急性传染病者、骨折病人不要点穴。

4. 进行点穴时，一定要集中思想，选穴要准，手法、力度要适合所选穴位，轻重有度。

5. 有一些不适的症状如失眠、心悸等，多与个人的情绪密切相关，点穴治疗过程中一定要稳定情绪，从而有助于提高疗效。

点穴治病，激发和调动人体的自主抵抗功能

点穴法的作用基础是经络系统。经络系统是人体沟通内外表里，联系上下左右，网络全身，将五脏六腑、四肢百骸、五官九窍、筋脉肌肤连成整体的组织结构。

人体的经络系统主要分为十二经脉、十二经别、奇经八脉、十五络脉、十二经筋、十二皮部六部分。其中十二经脉、十二经别、奇经八脉、十五络脉为主要经络，十二经筋、十二皮部为经络的外延。

十二经脉是经络系统的主体。《灵枢·海论》云："夫十二经脉者，内属于脏腑，外络于肢节。"概括说明了十二经脉的特点，即在人体体腔外，网络于四肢躯体；内属上，手三阴经系于胸，内属于心、心包络和肺；足三阴经系于腹，内属于肝、脾、肾；手三阳经内属于大肠、小肠、三焦；足三阳经内属于胆、胃、膀胱。此外，经络还有加强脏腑间表里相合关系的作用。肝开窍于目，其所主与所荣于筋，其华在爪；心开窍于舌，其所主与所充于脉，其华在面；脾开窍于口，其所主与所荣于肉，其华在唇四白；肺开窍于鼻，其所主与所荣于皮，其华在毛；肾开窍于耳，其所主与所充于骨，其华在发，皆有经络所联系。再加上经脉所属五脏六腑，贯通奇恒之府，经络就彻底将人体连成了一个统一的整体。

四通八达的经络系统同时还具有将脏腑所化生的气血运送到身体各部，滋润四肢百骸、协调人体阴阳以维持正常生命活动的作用。中医学理论认为，先天元气是人体生命活动的本源，称为"生气之源"。而后天源于食物的水谷精微，被人体吸收后化生为水谷之气，布散于全身后

成为人体之气的主要组成部分；源于自然界的清气依靠肺的呼吸和肾的纳气吸入体内，参与气的生成，并不断吐故纳新，促进人体的代谢活动，成为生成人体之气的重要来源。而所有的运化、输布都依赖于经络系统完成。

此外，经络还有抗御病邪、反映病证的作用。中医学的病因学中，将疾病的病因定义为三因论，即内伤七情，喜怒忧思悲恐惧；外感六淫，风寒暑湿燥火；非内外因的其他原因，如饥饱劳碌、金刃蛇虫、跌扑损伤、房事过劳等。经络系统所防御的病邪一般是指外淫邪气。六淫是六种气候的异常变化类型，六淫侵袭人体导致经络受邪而出现由外达内、由表及里传于脏腑，这个过程表现为经络层次的病证。当邪气侵入五脏六腑时，脏腑发病也会按照经络系统定向地反映于体表部位。如心肺有邪留于两肘，肝有邪气留于两腋，脾有邪留于两髀，肾有邪留于两腘。所以，中医治疗疾病主张标本兼治，由表及里，外治表证，内调经络。

总而言之，中医学认为人体是以五脏为基础，用来联络六腑和其他器官组织，从而组成一个统一的整体。这个整体依赖气血的濡养，从而完成各项人体功能活动。其中经络分布于全身各处，使人体各部联系起来，形成一个既分工又合作的完整体系。当人体患病时，内脏病变通过经络可以反映到体表，体表病变亦可以影响内脏。人体上的穴位是经络气血输注于人体的部位，五脏六腑的气血通过经络进行输注，从而达到治病疗疾的效果。通过运用手指在腧穴部位上进行点按，穴位得到刺激，出现沿着经脉循行的"气行"现象，可以疏通经络、调和气血、活血祛瘀，起到"泻其有余，补其不足"的作用，有益于身体健康。

点按掐叩揉推拨，常用点穴手法全解析

点穴手法分为基础手法和辅助手法。基础手法包括点法、按法、掐法、叩法四种，辅助手法包括揉法、推法、拨法3种。下面就来详细介绍一下各个手法的特点和实际应用。

1. 点法

使用手指：点法一般多用食指、中指或者拇指施术。

操作要点：施术时，施术手指与穴位垂直，其余手指夹持或者支撑于术指的末节指关节处，力气通过上臂、前臂达到指端，以每秒钟1～2次的频率，有节奏地一点一提。点时以臂力加压，提时指节稍放松减压。

使用点法时，用力的大小可分为轻点（点时运用前臂力量）、中点和重点（点时运用前臂与上臂力量相结合），具体力度视病情而定。

2. 按法

使用手指：按法多以拇指或者食指的指腹施术。

操作要点：按法多作为重刺激，多用于四肢或者肌肉丰满处的穴位。施术时，手指伸直，末节指关节稍后屈伸，用指端按压时，术指伸直，指端与穴位垂直，其他手指夹持或支撑于术指的末节指关节处，运用臂力，使力气从臂部直贯指端，并逐渐增大压力。

按法多与揉、推、拨法配合使用。循按时，施术指宜先涂少许滑石粉，用力和移动速度要均匀，快慢适中，以穴位产生酸麻胀痛的感觉为宜。

3. 掐法

使用手指：掐法多用拇指、食指的指甲直接切压穴位。

操作要点：掐法为强刺激，多用于较为敏感的穴位。施术时，一手握住或者托住施术部位，另一手除施术指外，也尽可能夹持于穴位附近，以保持托术部位稳定。然后运用指、掌、腕部的力量对准穴位掐按，如需要更重的刺激，可将前臂和上臂的力量相结合。点掐以每秒1～2次的频率为佳，有节奏地一掐一松。

4. 叩法

使用手指：叩法有两种，即中指叩法和多指叩法。中指叩法单用中指，多指叩法则是中指、食指、无名指并拢使用。

操作要点：使用叩法时，用中指，或者中指、食指、无名指并拢，对准穴位。以腕关节屈伸运动产生的力量为主，以指关节屈伸运动产生的力量为辅相互配合，以每秒1～2次的频率为佳，有节奏地叩击。一般以穴位产生酸胀感、微红发热为宜。如需要强刺激，则以肘关节伸屈运动产生的力量相配合。

叩法多用于头面、颈部、肩、背脊旁、四肢关节部位的穴位。

5. 揉法

操作要点：揉法是在按法的基础上，以腕关节为主，肘关节为辅配合做旋转运动，使穴位皮肤及皮下组织与腕、指一同旋转的方法。揉法多用于肌肉的浅表部位，指端按揉刺激较重，指腹按揉刺激较轻。

6. 推法

操作要点：推法是在按法的基础上，结合向上、向下或两旁推动挤压的方法。多用于肌肉丰满部位。

7. 拨法

操作要点：拨法是在叩法叩点、叩压的基础上，结合向左、向右弹拨的方法。拨法也常与按法、揉法配合运用于筋腱较为浅表的部位。

点穴需有度，点穴时的注意事项

点穴虽然相对比较安全，但是仍然有一些注意事项需要遵守，从而让点穴变得更安全、有效。

1. 指力锻炼，点穴施术的必要条件

指力是点穴的基本条件，只有注意指力的锻炼，才能沉实、持久地做到手腕、肩周、手肘之间的配合，保证点穴的疗效。锻炼指力的具体方法有：

（1）用中指、拇指、食指在沙袋、布袋上反复进行点按练习，锻炼时施术指要伸直，其他手指夹持或者支撑在施术指末节关节处，使气力从肩臂肘直贯施术手端，并逐渐加重，然后缓慢减退指力。

（2）用拇指、食指，对中指相对扣压。

（3）用拇指横压，其他四指相对扣紧。

除了练习指力，还要练习腕关节的力量和灵活度，因此可通过沉肩、垂肘、转腕做运指运动，或在拇指端按压垫子同时做转腕运动进行锻炼。

2. 点按时手法轻重的选择

施术时穴位附近会有酸麻胀痛的感觉，若循经络传导，就是有效刺激量。刺激量的强弱，要视个人情况而定。对年老、体弱、年幼、劳累过度、过食或过饱、大吐、大泻、大汗者手法要轻，刺激量要小；对体壮、年轻以及急救病人，手法可视情况适当加重。

3. 点按时间长短的选择

施术手法根据病情的不同，有轻有重，施术时间长短也有区别。对于刺激强的手法、反应强的穴位、软组织较薄的穴位，点按时间要短；对于刺激弱的手法、反应弱的穴位、软组织较厚的穴位，点按时间可以适当加长。具体说来，点法和按法一般每次操作 5～10 分钟或 50～100 次；叩法每次操作 3 分钟或 30～60 次。对于急重症状，点按时间也不宜过长。

4. 对于点穴眩晕要做好处理

若点穴时出现眩晕，多由于点按手法过重、刺激过强，或受术者精神过度紧张所致。临床表现有面色苍白、心悸、大汗、恶心、晕眩，情况严重者可能出现休克。一旦发现受术者有上述症状时，应立即停止点按，使其平卧并饮用温水，一般可以恢复。如果没有效果，则应立即送医院救治。

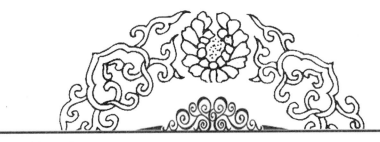

第二章

盘点书中所用腧穴，为每一个穴位精准配图

大敦穴（十二井穴之一）

【取穴位置】足大趾末节外侧，趾甲根侧后方0.1寸（指寸）。

【功能疗效】调理肝肾，息风开窍，安神定痫。

【主治病症】遗尿、小便不通、闭经、崩漏、子宫脱垂、痫病、阴茎痛、糖尿病。

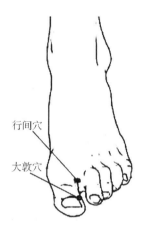

行间穴

大敦穴

行间穴

【取穴位置】在足背侧，第1、2趾间，趾蹼缘的后方赤白肉际处。

【功能疗效】舒利胸胁，清肝泄热。

【主治病症】头痛、眩晕、耳鸣耳聋、胸胁胀痛、心烦、失眠、遗精、阳痿、外阴瘙痒、痛经、崩漏。

太冲穴

【取穴位置】在足背部，当第1、2跖骨结合部之前凹陷处。

【功能疗效】平肝息风，镇静安神，和胃健脾。

【主治病症】头痛、眩晕、月经不调、月经过多、痛经、小便不通、遗尿、小儿惊风、胁痛腹胀、黄疸呕逆、咽痛口干、目赤肿痛、膝盖大腿内侧疼痛、下肢痿痹、足部肿痛。

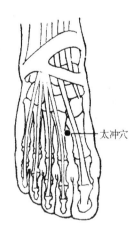

太冲穴

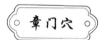

【取穴位置】在小腿内侧，当足内踝尖上 5 寸，胫骨内侧面的中央。

【功能疗效】疏肝理气，调经止带。

【主治病症】遗尿、小便不通、阴痛阴痒、月经不调、赤白带下、子宫脱垂、崩漏。

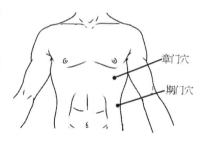

蠡沟穴

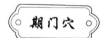

【取穴位置】在侧腹部，第 11 肋游离端的下际。

【功能疗效】疏肝健脾，理气散结，清利湿热。

【主治病症】脘腹胀满、胸胁支满、泄泻、消化不良、小儿疳积。

章门穴

期门穴

【取穴位置】在胸部，第 6 肋间隙，前正中线旁开 4 寸。

【功能疗效】健脾疏肝，理气活血。

【主治病症】胸胁支满、呕吐呃逆、乳腺增生。

第二章 盘点书中所用腧穴，为每一个穴位精准配图

14

以上穴位均归属于足厥阴肝经，主治痛经、闭经、月经不调、盆腔炎、前列腺炎、疝气、慢性肝炎、慢性胆囊炎、肝脾肿大、抑郁症、头顶痛、头晕眼花、眩晕、癫痫、胃痛等。

涌泉穴（十二井穴之一）

【取穴位置】在足底部，蜷足时足心最凹陷处，约当足底第2、3跖趾缝纹端与足跟连线的前1/3与后2/3交点上。

【功能疗效】平肝息风，开窍苏厥，清心泻火。

【主治病症】咽喉痛、舌干、失音、小便不利、头顶痛、头晕、视物昏花、小儿惊风、癫狂、霍乱转筋、足心热。

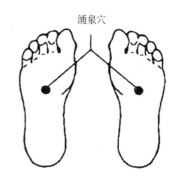

涌泉穴

然谷穴

【取穴位置】在足内侧，足舟骨粗隆下方，赤白肉际处。

【功能疗效】升清降浊，益气固肾，清热利湿。

【主治病症】月经不调、胸胁胀满、下肢痿痹、咽喉肿痛、小便不利、遗精、阳痿。

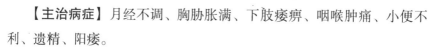

然谷穴

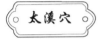

照海穴

【取穴位置】在踝部，当内踝尖下1寸，内踝下缘边际凹陷中。

【功能疗效】宁心安神，清利咽喉，通调二便。

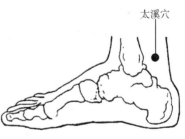

照海穴

【主治病症】癫痫夜发、嗜睡、惊恐不宁、月经不调、痛经、赤白带下、子宫脱垂、外阴瘙痒、疝气、小便频数、咽喉干燥、目赤肿痛、脚气、梅核气。

太溪穴

【取穴位置】在踝部，当内踝尖与跟腱之间的凹陷处。

【功能疗效】补益肝肾，培土生金，温阳散寒。

太溪穴

【主治病症】头痛目眩、咽喉肿痛、牙痛、耳聋耳鸣、咳嗽气喘、胸痹咯血、糖尿病、月经不调、失眠健忘、遗精阳痿、小便频数、腰脊疼痛、下肢厥冷、内踝浮肿、腹胀。

气穴

【取穴位置】在下腹部，脐中下3寸，前正中线旁开0.5寸。

【功能疗效】补益肾气，调理下焦。

【主治病症】月经不调、痛经、小便不通、遗精、阳痿。

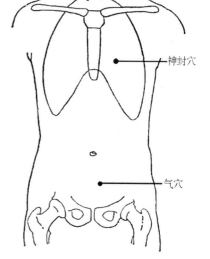

神封穴

气穴

 神封穴

【取穴位置】在胸部，当第4肋间隙，前正中线旁开2寸。

【功能疗效】宣肃肺气，和胃降逆。

【主治病症】咳嗽、哮喘、呕吐、胸痛、乳痈、肋间神经痛、胸膜炎。

以上穴位均归属于足少阴肾经，主治慢性前列腺炎、阳痿、早泄、遗精、术后尿潴留、睾丸炎、痛经、月经不调、盆腔炎、附件炎、胎位不正、水肿、头痛、牙痛、消化不良、泄泻、腰痛、中风以及经脉所过关节肌肉软组织病。

隐白穴（十二井穴之一）

【取穴位置】足大趾末节内侧，趾甲根角侧后方0.1寸（指寸）。

【功能疗效】健脾宁神，调经统血。

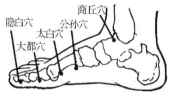

【主治病症】腹胀、善呕、心痛、胸满、咳嗽逆气、喘息、梦魇、癫狂、慢惊风、崩漏、尿血、便血。

大都穴

【取穴位置】在足内侧缘，第1跖趾关节远端赤白肉际凹陷中。

【功能疗效】散发脾热，清热止痛。

【主治病症】腹胀、腹痛、胃痛。

太白穴

【取穴位置】在足跖部，第1跖趾关节近端赤白肉际凹陷处。

【功能疗效】健脾和胃，清热化湿。

【主治病症】胃痛、腹胀、腹痛、肠鸣、呕吐、泄泻、便秘、脚气。

第二章 盘点书中所用腧穴，为每一个穴位精准配图

公孙穴

【取穴位置】在足跖区，当第1跖骨底的前下缘赤白肉际处。

【功能疗效】健脾化湿，和胃止痛。

【主治病症】胃痛、呕吐、饮食不化、肠鸣腹胀、腹痛痢疾、泄泻、多饮、水肿、烦心失眠、发狂妄言、嗜卧、肠风下血、脚气。

商丘穴

【取穴位置】在踝部，足内踝前下方，舟骨粗隆与内踝尖连线中点凹陷中。

【功能疗效】健脾化湿，通调肠胃。

【主治病症】腹胀、肠鸣、腹泻、便秘、慢性胃炎、肠炎、消化不良、足踝痛、神经性呕吐。

三阴交穴

【取穴位置】在小腿内侧，内踝尖上3寸，胫骨内侧缘后际。

【功能疗效】美容养颜，调经止痛。

【主治病症】脾胃虚弱、胃痛、呕吐、呃逆、肠鸣腹胀、腹痛、泄泻、遗尿、遗精、盆腔炎、月经不调。

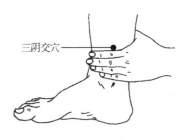

三阴交穴

地机穴

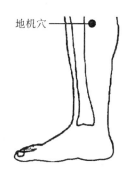

地机穴

【取穴位置】小腿内侧,阴陵泉下3寸,胫骨内侧缘后际。

【功能疗效】健脾渗湿,调经止带。

【主治病症】腹胀、腹痛、月经不调。

阴陵泉穴

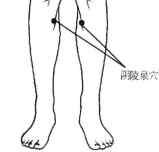

阴陵泉穴

【取穴位置】在小腿内侧,胫骨内侧下缘与胫骨内侧缘之间的凹陷中。

【功能疗效】健脾利水,通利三焦。

【主治病症】腹痛、腹胀、水肿、小便不利或失禁、遗尿、前列腺增生。

血海穴

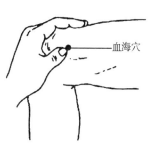

血海穴

【取穴位置】在股前部,髌底内侧端上2寸,股内侧肌隆起处。

【功能疗效】化血为气,运化脾血。

【主治病症】腹胀、月经不调、荨麻疹、皮肤瘙痒、高脂血症、贫血、阴道炎。

腹结穴

【取穴位置】在下腹部，脐中下 1.3 寸，前正中线旁开 4 寸。

【功能疗效】理气散结，健脾温中，宣通降逆。

【主治病症】绕脐腹痛、泄泻、疝气。

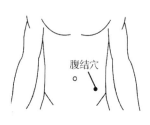

腹结穴

大横穴

【取穴位置】仰卧位，在腹中部，脐中旁开 4 寸。

【功能疗效】温中散寒，调理肠胃。

【主治病症】腹胀、腹痛、痢疾、泄泻、便秘。

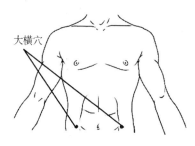

大横穴

以上穴位均归属于足太阴脾经，主治消化不良、泄泻、痢疾、便秘、痛经、月经不调、闭经、盆腔炎、附件炎、慢性前列腺炎、水肿、周身不明原因疼痛、关节炎、经脉所过肌肉软组织疾病等。

尺泽穴

【取穴位置】肘横纹上，肱二头肌腱桡侧缘凹陷处。

【功能疗效】清热和胃，通络止痛。

【主治病症】咽喉肿痛、咳嗽、气管炎、过敏、湿疹、肘臂痉挛疼痛、膝关节疼痛。

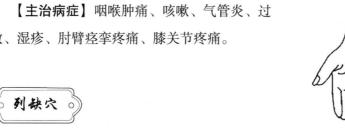

尺泽穴

列缺穴

【取穴位置】在前臂，腕掌侧远端横纹上 1.5 寸，拇短伸肌腱与拇长展肌腱之间，拇长展肌腱沟的凹陷中。或以左右两手虎口交叉，一手食指押在另一手的桡骨茎突上，当食指尖到达之凹陷处取穴。

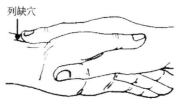

列缺穴

【功能疗效】宣肺解表，通经活络，通调任脉。

【主治病症】咽喉肿痛、咳嗽、气喘、偏头痛、头痛、口眼㖞斜、遗尿、颈项僵硬、手腕无力或疼痛。

21

第二章 盘点书中所用腧穴，为每一个穴位精准配图

太渊穴

【取穴位置】桡骨茎突与舟状骨之间，拇长展肌腱尺侧凹陷中。

【功能疗效】宣肺止咳，通肺理血。

【主治病症】咳嗽、肺炎、心动过速、脉管炎、膈肌痉挛、腕关节及周围软组织疾患。

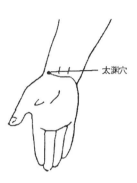

——太渊穴

鱼际穴

【取穴位置】在第1掌骨桡侧中点赤白肉际处。

【功能疗效】清宣肺气，清热利咽。

【主治病症】咳嗽、气喘、胸痛、发热、咽喉肿痛、失音、肘臂手指挛痛、指麻瘫痪、小儿疳积。

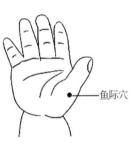

——鱼际穴

少商穴（十二井穴之一）

【取穴位置】在手拇指末节桡侧，指甲根角侧上方0.1寸（指寸）。

【功能疗效】宣肺利咽，泄热醒神。

【主治病症】咽喉肿痛、热病、中暑呕吐、小儿惊风。

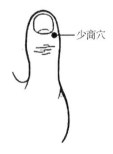

——少商穴

以上穴位均归属于手太阴肺经，主治慢性气管炎、支气管炎、哮喘、咳嗽、咳血、胸痛、慢性扁桃体炎、慢性咽炎、咽痛、鼻炎、流鼻血以及经脉所过的关节屈伸障碍、肌肉疼。

头维穴

　　【取穴位置】在头部，额角发际直上 0.5 寸，头正中线旁开 4.5 寸。

　　【功能疗效】疏风祛火，明目止痛。

　　【主治病症】偏头痛、头痛、目眩、贫血、脑血管病后遗症。

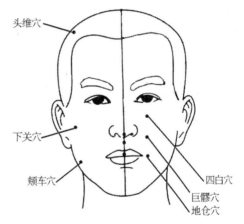

承泣穴

　　【取穴位置】在面部，瞳孔直下，当眼球与眶下缘之间。

　　【功能疗效】清热消肿，散风明目。

　　【主治病症】目赤肿痛、迎风流泪、夜盲症、眼睑瞤动、口眼㖞斜。

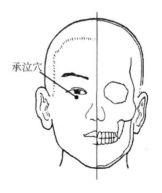

第二章　盘点书中所用腧穴，为每一个穴位精准配图

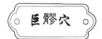

【取穴位置】在面部，当眶下孔凹陷处。

【功能疗效】散风明目，舒筋活络。

【主治病症】头痛目眩、目赤肿痛、目翳、眼睑瞤动、迎风流泪、口眼㖞斜。

◎ 巨髎穴 ◎

【取穴位置】在面部，瞳孔直下，横平鼻翼下缘。

【功能疗效】冷降胃浊，清热息风，明目退翳。

【主治病症】口眼㖞斜、眼睑瞤动、鼻出血、牙痛、唇颊肿、面神经麻痹、三叉神经痛、鼻炎。

◎ 地仓穴 ◎

【取穴位置】在面部，当口角旁开0.4寸（指寸）。

【功能疗效】疏风活络，散风止痛。

【主治病症】唇缓不收、眼睑瞤动、口眼㖞斜、牙痛、面颊肿痛、流涎。

下关穴

【取穴位置】在面部耳前方，当颧弓下缘中央与下颌切迹之间的凹陷处，闭口取穴。

【功能疗效】聪耳通络，消肿止痛。

【主治病症】牙痛、面痛、耳聋、耳鸣、聤耳、牙关开合不利、口眼㖞斜、颧肿。

颊车穴

【取穴位置】在面部，下颌角前上方约1横指处，咀嚼时隆起的咬肌高点处，按着凹陷处。

【功能疗效】散风清热，开关通络。

【主治病症】面颊肿痛、腮腺炎、牙关紧闭、颈项僵痛、牙痛、口眼㖞斜。

乳根穴

【取穴位置】在胸部，当第5肋间隙，前正中线旁开4寸。

【功能疗效】宣肺止咳，宽胸增乳，通乳化瘀。

【主治病症】胸痛、胸闷、噎膈、咳喘、乳汁不足、乳痈。

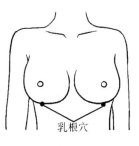

乳根穴

梁门穴

【取穴位置】在上腹部，脐中上4寸，前正中线旁开2寸。

【功能疗效】宽胸解郁，消食导滞。

【主治病症】食欲不振、胃痛、呕吐、腹胀、肠鸣、便溏、呕血。

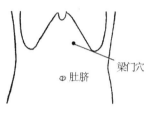

⊕ 肚脐　梁门穴

滑肉门穴

【取穴位置】在上腹部，当脐中上1寸，前正中线旁开2寸。

【功能疗效】镇惊安神，清心开窍。

【主治病症】食欲不振、胃痛、呕吐、腹胀、肠鸣。

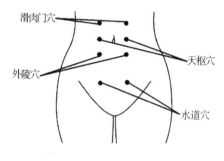

滑肉门穴　天枢穴　外陵穴　水道穴

天枢穴

【取穴位置】在腹部，横平脐中，前正中线旁开2寸。

【功能疗效】调中和胃，理气健脾，疏调肠腑。

【主治病症】呕吐纳呆、口腔溃疡、腹胀、肠鸣、赤白痢疾、便秘、高脂血症、月经不调。

外陵穴

【取穴位置】在下腹部，当脐中下1寸，前正中线旁开2寸，当腹直肌及其鞘处。

【功能疗效】理气止痛。

【主治病症】胃脘痛、腹痛、腹胀、疝气、痛经。

水道穴

【取穴位置】在下腹部，当脐中下3寸，前正中线旁开2寸。

【功能疗效】利水消肿，调经止痛。

【主治病症】小腹胀痛、小便不利、便秘、痛经、慢性前列腺炎。

梁丘穴

【取穴位置】屈膝，在股前区，髌底上2寸，股外侧肌与股直肌肌腱之间。

【功能疗效】理气和胃，通经活络。

【主治病症】胃脘疼痛、肠鸣、泄泻、膝胫痹痛。

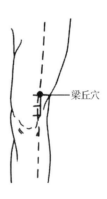

梁丘穴

第二章 盘点书中所用腧穴，为每一个穴位精准配图

足三里穴

【取穴位置】在小腿外侧，犊鼻下 3 寸，犊鼻与解溪连线上。

【功能疗效】健脾益胃，燥化脾湿。

【主治病症】消化不良、胃痛、呕吐、腹胀、肠鸣、泄泻、便秘、痢疾、疳积、失眠、遗尿、下肢不遂、高血压、低血压、头晕、痛风、产后腰痛。

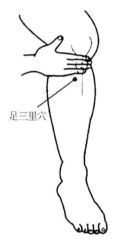

足三里穴

上巨虚穴

【取穴位置】在小腿外侧，当犊鼻下 6 寸，距胫骨前缘 1 横指（中指）。

【功能疗效】理气止痛，调和肠胃，通经活络。

【主治病症】泄泻、便秘、腹胀、肠鸣、肠痈。

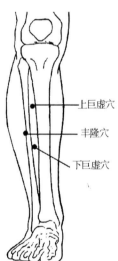

上巨虚穴
丰隆穴
下巨虚穴

丰隆穴

【取穴位置】在小腿外侧，外踝尖上 8 寸，条口穴外 1 寸，距胫骨前缘 2 横指（中指）。

【功能疗效】调和胃气，祛湿化痰，通经活络，醒脑安神。

【主治病症】胃痛、哮喘、咳逆、痰涎、嗜睡、脏躁症、梅核气、高脂血症、癫狂、痫病、便秘。

下巨虚穴

【取穴位置】在小腿外侧，当犊鼻下9寸，距胫骨前缘1横指（中指）。

【功能疗效】调理肠胃，疏通经络，宁心安神。

【主治病症】肠鸣、腹痛。

解溪穴

【取穴位置】踝关节前面中央凹陷中，足拇长伸肌腱与趾长伸肌腱之间。

【功能疗效】和胃降逆，宁神止痉。

【主治病症】腹胀、便秘、胃热谵语、癫狂、头面浮肿、面赤、目赤、头痛眩晕、眉棱骨痛。

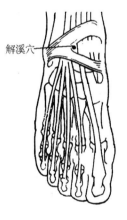

解溪穴

冲阳穴

【取穴位置】在足背最高处，当拇长伸肌腱和趾长伸肌腱之间，足背动脉搏动处。

【功能疗效】和胃化痰，通络宁神。

【主治病症】善惊、狂疾。

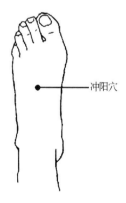

冲阳穴

内庭穴

【取穴位置】在足背，第2、3趾间，趾蹼缘后方赤白肉际处。

【功能疗效】清热泻火，宁心安神。

【主治病症】腹痛、腹胀、泄泻、痢疾热病、鼻出血、牙痛、口眼㖞斜、喉痹、隐疹、皮肤病。

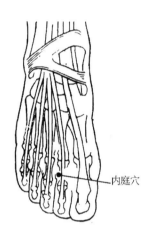

内庭穴

厉兑穴（十二井穴之一）

【取穴位置】在足部，第2趾末节外侧，趾甲根角侧后方约0.1寸（指寸）。

【功能疗效】清泻胃火，镇静安神。

【主治病症】胸腹胀满、梦魇、癫狂、面肿、口眼㖞斜、牙痛、鼻出血、鼻流黄涕、口唇疮疡、热病、足胫寒冷。

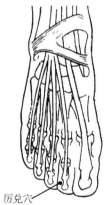

厉兑穴

以上穴位均归属于足阳明胃经，主治小儿腹泻、胃胀、胃疼、胃下垂、急性胃痉挛、胃炎、胃神经官能症、胃及十二指肠溃疡、消化不良、食欲不振、便秘、泄泻、痢疾、胃肠蠕动过慢、痤疮、黄褐斑、头痛、眼痛、牙痛、面神经麻痹、腮腺炎、咽炎、中风偏瘫后遗症、慢性阑尾炎、乳腺增生、白细胞减少症以及经脉所过关节肌肉病等。

听会穴

【取穴位置】在面部，耳屏间切迹与下颌骨髁状突之间的凹陷处。

【功能疗效】清热散风，通关开窍。

【主治病症】头痛目眩、口眼㖞斜、耳鸣、耳聋。

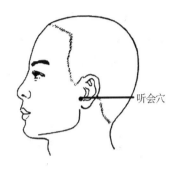

听会穴

瞳子髎穴

【取穴位置】在面部，目外眦外侧 0.5 寸凹陷中。

【功能疗效】清热消肿，明目退翳。

【主治病症】头痛、目赤肿痛、眼睛畏光、迎风流泪、远视不明、目翳。

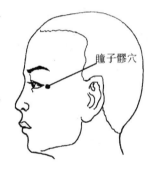

瞳子髎穴

阳白穴

【取穴位置】在头部，瞳孔直上，眉上 1 寸。

【功能疗效】生气壮阳，清头明目，祛风散热。

【主治病症】头痛、眩晕、颈项强直。

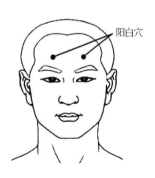

阳白穴

第二章 盘点书中所用腧穴，为每一个穴位精准配图

◎ 率谷穴

【取穴位置】在头颞侧部，当耳尖直上入发际1.5寸。

【功能疗效】平肝息风，宁神止吐。

【主治病症】头痛目眩、呕吐、小儿惊风。

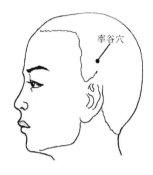

◎ 颔厌穴

【取穴位置】侧坐或侧卧位，头维与曲鬓弧形连线的上1/4与下3/4交点处。

【功能疗效】清热散风，通络止痛。

【主治病症】头痛眩晕、耳鸣、耳聋。

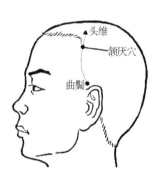

◎ 风池穴

【取穴位置】坐位，在颈后部，当枕骨之下，胸锁乳突肌上端与斜方肌上端之间的凹陷处。

【功能疗效】壮阳益气，调神疏肝。

【主治病症】迎风流泪、外感发热、颈项强痛、头痛、头晕、失眠、耳鸣、耳聋、高脂血症、中风昏迷。

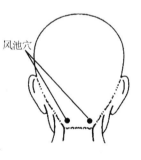

肩井穴

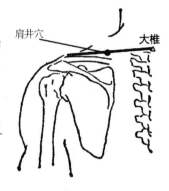

肩井穴　　大椎

【取穴位置】大椎与锁骨肩峰端连线的中点。

【功能疗效】祛风清热，活络消肿。

【主治病症】落枕、肩臂疼痛、高脂血症、脑血管病后遗症、乳腺炎。

带脉穴

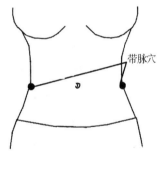

带脉穴

【取穴位置】在侧腹部，当第 11 肋骨游离端垂线与脐水平线的交点上。

【功能疗效】通调气血，温补肝肾。

【主治病症】月经不调、赤白带下、闭经、痛经。

第二章　盘点书中所用腧穴，为每一个穴位精准配图

环跳穴

【取穴位置】股骨大转子最高点与骶管裂孔连线的外1/3与内2/3的交点处。或以拇指关节横纹按在股骨大转子上，拇指指脊柱，当拇指尖处。

【功能疗效】健脾益气，祛风化湿，强健腰膝。

【主治病症】腰胯疼痛、腰痛、下肢痿痹、膝踝肿痛、半身不遂、风疹。

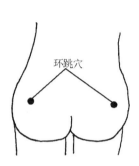

环跳穴

风市穴

【取穴位置】直立，在大腿外侧部的中线上，当腘横纹水平线上 7 寸，或手下垂于体侧，中指尖所到处。

【功能疗效】祛风化湿，通经活络。

【主治病症】下肢痿痹、中风半身不遂、遍身瘙痒。

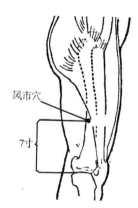

风市穴

7寸

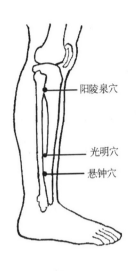

阳陵泉穴
光明穴
悬钟穴

阳陵泉穴

【取穴位置】在小腿外侧，当腓骨头前下方凹陷处。

【功能疗效】消炎利胆，祛风止痛。

【主治病症】耳鸣、耳聋、头痛、呕吐、黄疸、膝肿痛、下肢痿痹、身体麻木、痛风。

光明穴

【取穴位置】在小腿外侧，当外踝尖上5寸，腓骨前缘。

【功能疗效】疏肝明目，活络消肿。

【主治病症】目赤肿痛、视物不明。

悬钟穴

【取穴位置】在小腿外侧，外踝尖上3寸，腓骨前缘。

【功能疗效】舒筋活络，清热益气，疏肝益肾。

【主治病症】失眠、头晕、记忆力减退、耳鸣、耳聋、高血压、颈项僵硬、四肢关节酸痛、半身不遂、偏头痛、落枕、脚气。

侠溪穴

【取穴位置】在足背，当第4、5趾间，趾蹼缘后方赤白肉际处。

【功能疗效】平肝息风，消肿止痛。

【主治病症】头痛、耳鸣、耳聋、目痛、颊肿、惊悸、眩晕、胸胁痛。

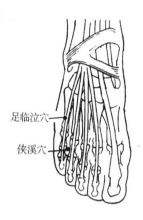

足临泣穴

侠溪穴

足临泣穴

【取穴位置】在足背，第4、5跖骨底结合部的前方，第5趾长伸肌腱外侧凹陷处。

【功能疗效】疏通经络，平肝息风，化痰消肿。

【主治病症】中风偏瘫、疟疾、头痛、目外眦痛、目眩、乳痈、瘰疬、胸胁痛、下肢痿痹、足部肿痛。

以上穴位均归属于足少阳胆经，主治慢性胆囊炎、胆绞痛、慢性肝炎、头昏、偏头痛、面神经炎、面神经麻痹、耳鸣耳聋、近视、感冒、发热、咽喉肿痛、肋下疼以及经脉所过肌肉痛等。

攒竹穴

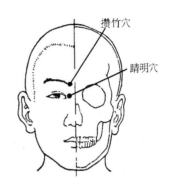

攒竹穴

睛明穴

【取穴位置】在面部，当眉头凹陷中，额切迹处。

【功能疗效】清热明目，镇静止痛。

【主治病症】头痛、眉棱骨痛、头晕目眩、视物不明、目赤肿痛、迎风流泪、眼睑瞤动。

睛明穴

【取穴位置】在目内眦内上方眶内侧壁凹陷处。

【功能疗效】清热消肿，明目退翳。

【主治病症】目赤肿痛、迎风流泪、目内眦痒、视物不明、近视、夜盲症。

第二章 盘点书中所用腧穴，为每一个穴位精准配图

大杼穴

【取穴位置】在背部，第 1 胸椎棘突下，后正中线旁开 1.5 寸。

【功能疗效】祛风解表，疏调筋骨。

【主治病症】颈项僵硬、肩背痛、喘息、胸胁支满。

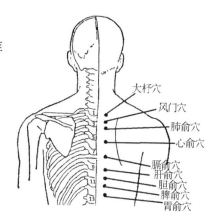

大杼穴
风门穴
肺俞穴
心俞穴
膈俞穴
肝俞穴
胆俞穴
脾俞穴
胃俞穴

风门穴

【取穴位置】在背部，当第 2 胸椎棘突下，后正中线旁开 1.5 寸。

【功能疗效】宣肺益气，祛风解表。

【主治病症】伤风咳嗽、发热头痛。

肺俞穴

【取穴位置】在背部，第 3 胸椎棘突下，后正中线旁开 1.5 寸。

【功能疗效】调肺和营，清热理气。

【主治病症】咳嗽上气、胸满喘逆、慢性支气管炎、肺气肿、脊背疼痛。

心俞穴

【取穴位置】在背部，第5胸椎棘突下，后正中线旁开1.5寸。

【功能疗效】宽胸理气，通络调血，宁心安神。

【主治病症】心痛、心悸、癫狂、痫病、失眠、健忘、呕吐、噎膈、胸引背痛、肩背痛、盗汗、动脉硬化、甲状腺功能亢进症、梦遗。

膈俞穴

【取穴位置】在背部，第7胸椎棘突下，后正中线旁开1.5寸。

【功能疗效】活血化瘀，宽胸利膈，通脉理气。

【主治病症】心痛、心悸、胸痛、胸闷、呕吐、呃逆、咯血、衄血、便血、盗汗、荨麻疹。

肝俞穴

【取穴位置】在背部，第9胸椎棘突下，后正中线旁开1.5寸。

【功能疗效】疏肝利胆，理气明目，补血消瘀。

【主治病症】目视不明、脘腹胀满、胸胁支满、吞酸吐食、头痛、眩晕、黄疸、颈项强痛、腰背痛、甲状腺功能亢进症、月经不调、闭经、痛经、乳腺增生。

胆俞穴

【取穴位置】在背部，第 10 胸椎棘突下，后正中线旁开 1.5 寸处。

【功能疗效】疏肝利胆，清热化湿。

【主治病症】黄疸、肺痨、乳腺增生。

脾俞穴

【取穴位置】在背部，第 11 胸椎棘突下，后正中线旁开 1.5 寸。

【功能疗效】健脾利湿，益气统血。

【主治病症】胃痛、腹胀、呕吐、泄泻、痢疾、甲状腺功能亢进症、贫血、糖尿病。

胃俞穴

【取穴位置】在背部，当第 12 胸椎棘突下，后正中线旁开 1.5 寸。

【功能疗效】和胃健脾，祛湿消积，理中降逆。

【主治病症】胃脘痛、反胃、呕吐、慢性胃炎、肠鸣、泄泻、痢疾、贫血、湿疹、小儿疳积。

三焦俞穴

【取穴位置】在腰部，第1腰椎棘突下，后正中线旁开1.5寸。

【功能疗效】调理三焦，利水强腰。

【主治病症】水肿、小便不利、遗尿、肠鸣、泄泻。

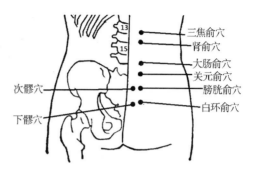

肾俞穴

【取穴位置】在腰部，第2腰椎棘突下，后正中线旁开1.5寸。

【功能疗效】益肾助阳，强腰利水，聪耳明目。

【主治病症】耳鸣、耳聋、腰膝酸痛、水肿、小便不利、遗尿、遗精、阳痿、慢性前列腺炎、月经不调、白带、不孕、更年期综合征。

大肠俞穴

【取穴位置】在腰部，当第4腰椎棘突下，后正中线旁开1.5寸。

【功能疗效】疏调肠腑，理气化滞。

【主治病症】腹痛、腹胀、泄泻、肠鸣、便秘、痢疾、腰脊强痛、湿疹。

关元俞穴

【取穴位置】在腰部，第5腰椎棘突下，后正中线旁开1.5寸。

【功能疗效】培补元气，调理下焦，强健腰膝。

【主治病症】腹胀、泄泻、便秘、小便不利、遗尿、腰痛、糖尿病。

膀胱俞穴

【取穴位置】在骶部，横平第2骶后孔，骶正中嵴旁1.5寸。

【功能疗效】清热利湿，通经活络。

【主治病症】小便赤涩、小便不通、遗尿、遗精、慢性前列腺炎、泄泻、痢疾、疝气偏坠、腰腿疼痛。

白环俞穴

【取穴位置】在骶部，横平第4骶后孔，骶正中嵴旁1.5寸。

【功能疗效】补肾调经，清热活血。

【主治病症】腰腿痛、疝气、遗精、月经不调、白带、不孕、遗尿、小便不通、小便黄赤。

次髎穴

【取穴位置】在骶部，正对第 2 骶后孔中。

【功能疗效】补益下焦，强腰利湿。

【主治病症】腰骶痛、腰膝酸软、二便不利、遗精、阳痿、月经不调、带下。

下髎穴

【取穴位置】在骶部，正对第 4 骶后孔。

【功能疗效】调理下焦，强壮腰膝。

【主治病症】腰骶痛、腰膝酸软、二便不利、遗精、阳痿、月经不调、带下。

膏肓穴

【取穴位置】在背部，第 4 胸椎棘突下，后正中线旁开 3 寸。

【功能疗效】补肺健脾，宁心培肾。

【主治病症】气喘、咳嗽、肺痨、健忘、盗汗、遗精。

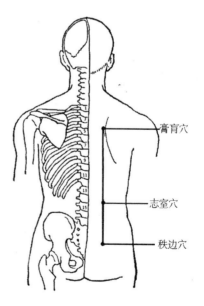

膏肓穴

志室穴

秩边穴

志室穴

【取穴位置】在腰部，第 2 腰椎棘突下，后正中线旁开 3 寸。

【功能疗效】补肾益精，清热利湿，强壮腰膝。

【主治病症】腰脊强痛、水肿、小便不利、遗精、阳痿、前列腺炎、头晕目眩、耳鸣、耳聋、消化不良。

秩边穴

【取穴位置】在骶部，横平第 4 骶后孔，骶正中嵴旁开 3 寸。

【功能疗效】舒筋活络，强壮腰膝，调理下焦。

【主治病症】腰骶痛、下肢痿痹、二便不通、痔疮。

委中穴

【取穴位置】腘横纹中点。

【功能疗效】舒筋活络，凉血解毒，祛风除湿。

【主治病症】腰脊痛、风寒湿痹、半身不遂、双足无力、皮肤瘙痒、腹痛、呕吐、泄泻。

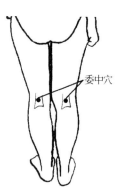

委中穴

承山穴

【取穴位置】在小腿后侧，腓肠肌两肌腹与肌腱交角处。

【功能疗效】舒筋活络，理气止痛。

【主治病症】腰背痛、腿痛、便秘、痔疮、腹胀、腹痛、泄泻、腰肌劳损、小儿惊风、痛经。

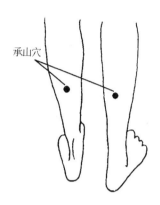

昆仑穴

【取穴位置】在外踝后方，外踝尖与跟腱之间的凹陷处。

【功能疗效】疏风通络，活血止痛，宁心安神。

【主治病症】头痛、眩晕、腰骶疼痛、类风湿性关节炎、鼻出血、脚气、癫痫、痔疮。

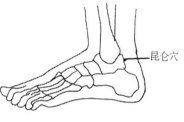

第二章 盘点书中所用腧穴，为每一个穴位精准配图

至阴穴（十二井穴之一）

【取穴位置】足小趾末节外侧，趾甲根角侧后方0.1寸（指寸）。

【功能疗效】通经活络，舒筋转胎。

【主治病症】头痛、鼻塞、鼻出血、目赤肿痛、足下热、胎位不正、小便不利、转筋。

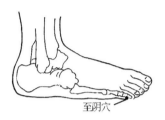

至阴穴

以上穴位均归属于足太阳膀胱经，主治感冒、发烧、性支气管炎、哮喘、肺炎、消化不良、腹痛、痢疾、胃及十二指肠溃疡、胃下垂、慢性胃肠炎、肝炎、胆囊炎、肾炎、阳痿、睾丸炎、闭经、月经不调、痛经、盆腔炎、附件炎、失眠、腰背痛、坐骨神经痛、中风后遗症、关节炎以及经脉所过肌肉痛等。

商阳穴（十二井穴之一）

【取穴位置】食指末节桡侧，指甲根角侧上方0.1寸（指寸）。

【功能疗效】开窍醒神，清热消肿。

【主治病症】咽喉肿痛、扁桃体炎、牙痛、昏厥、中风昏迷、热病汗不出、中暑、肩膀痛、耳鸣、耳聋。

商阳穴

合谷穴

【取穴位置】在手背，第1、2掌骨间，当第2掌骨桡侧中点处。或以一手的拇指指骨关节横纹，放在另一手拇、食指之间的指蹼缘上，当拇指尖下即为此穴。

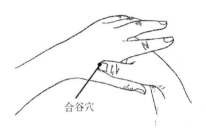

合谷穴

【功能疗效】清热解表，通经活络，镇静止痛。

【主治病症】头痛目眩、鼻塞、鼻渊、耳鸣、耳聋、目赤肿痛、咽喉肿痛、牙痛、龋肿、口疮、口眼㖞斜、腹痛、便秘、热病无汗、糖尿病、类风湿性关节炎、老年痴呆。

手三里穴

【取穴位置】在前臂，在阳溪与曲池连线上，肘横纹下2寸。

【功能疗效】通经活络，清热明目。

【主治病症】手臂肿痛、上肢不遂、腹痛、腹胀、泄泻、牙痛、颊肿、消化性溃疡、胃炎。

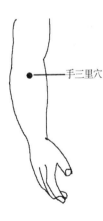

手三里穴

曲池穴

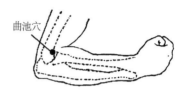

【取穴位置】尺泽与肱骨外上髁连线的中点处。

【功能疗效】疏通经络，调和气血，祛风利湿。

【主治病症】咽喉肿痛、咳嗽、气喘、头痛、热病、腹痛、泄泻、痢疾、便秘、手臂肿痛、上肢不遂、湿疹、糖尿病、脑血管病后遗症。

肩髃穴

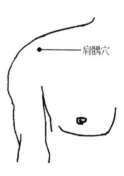

【取穴位置】在肩峰前下方，当肩峰与肱骨大结节之间的凹陷处。或将上臂外展平举，肩关节部即可呈现出 2 个凹窝，前面 1 个凹窝即为此穴。

【功能疗效】通经活络，疏风散热。

【主治病症】肩臂痛、手臂挛急、肩膀痛、上肢不遂、颈椎病、隐疹、牙痛、风热。

迎香穴

【取穴位置】在鼻翼外缘中点，鼻唇沟中。

【功能疗效】散风清热，通利鼻窍。

【主治病症】鼻塞、鼻出血、鼻渊、鼻息肉、口眼㖞斜、面颊瘙痒、面颊浮肿。

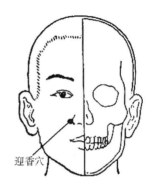

迎香穴

以上穴位均归属于手阳明大肠经，主治感冒、支气管炎、发热、头疼、咳嗽、面神经炎、面瘫、牙疼、麦粒肿、结膜炎、耳鸣、耳聋、三叉神经痛、鼻炎、鼻塞、颈椎病、皮肤瘙痒、神经性皮炎、荨麻疹以及经脉所过关节活动障碍。

中渚穴

【取穴位置】在手背部，第4、5掌骨间，掌指关节近端凹陷处。

【功能疗效】清热通络，开窍益聪。

【主治病症】耳鸣、耳聋、头痛、目眩、肩臂酸痛、视物不清。

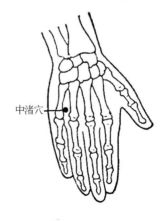

中渚穴

第二章 盘点书中所用腧穴，为每一个穴位精准配图

外关穴

【取穴位置】在前臂后区，腕背侧
远端横纹上2寸，尺骨与桡骨间隙中点。

【功能疗效】清热解表，通经活络。

【主治病症】外感热病、感冒、头痛、耳鸣、胸胁痛、肘臂屈伸不利、失眠、咳嗽、腹痛、便秘、落枕、高血压。

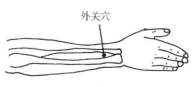

外关穴

支沟穴

【取穴位置】在前臂后区，腕背侧远端横纹
上3寸，尺骨与桡骨间隙中点。

【功能疗效】清利三焦，通腑降逆。

【主治病症】目赤肿痛、咽喉肿痛、呕吐、咳嗽、胸胁痛、肩周炎、热病、便秘、泄泻、闭经。

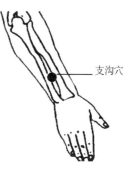

支沟穴

天井穴

【取穴位置】在肘后部，肘尖上1
寸凹陷中。

【功能疗效】行气散结，安神通络，宽胸理气。

【主治病症】暴喑、眼病、偏头痛、咽喉肿痛、颊肿、胸痹心痛、颈项及肩臂疼痛、耳鸣、耳聋、荨麻疹、中风、抑郁症。

天井穴

翳风穴

【取穴位置】在颈部，耳垂后方，乳突下端前方凹陷中。

【功能疗效】聪耳明目，疏风通络。

【主治病症】口眼㖞斜、颊肿、牙痛、慢性咽炎、耳鸣、耳聋、中耳炎、甲状腺功能亢进症、头痛、面神经麻痹。

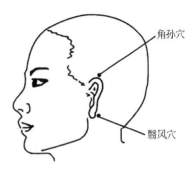

角孙穴

翳风穴

角孙穴

【取穴位置】在侧头部，折耳廓向前，当耳尖直上入发际处。

【功能疗效】清热消肿，散风止痛。

【主治病症】头痛、耳部肿痛、目赤肿痛、牙痛、颈项僵硬、腮腺炎、唇燥。

耳门穴

【取穴位置】在面部，当耳屏上切迹与下颌髁状突之间的凹陷中，张口有凹陷处。

【功能疗效】开窍聪耳，消肿止痛。

【主治病症】耳聋、耳鸣、聤耳、牙痛、龋齿、头颔疼痛。

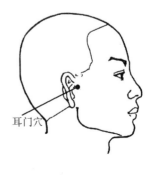

耳门穴

第二章 盘点书中所用腧穴，为每一个穴位精准配图

丝竹空穴

【取穴位置】在面部，当眉梢凹陷处。

【功能疗效】清热明目，宁静安神。

【主治病症】头痛、眩晕、目赤肿痛、眼睑瞬动、牙痛、癫痫。

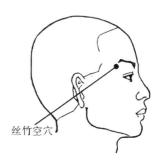

丝竹空穴

以上穴位均归属于手少阳三焦经，主治耳鸣耳聋、腮腺炎、偏头痛、面神经炎、面肌痉挛、肋间神经痛、便秘、感冒、中风后遗症、肘关节屈伸不利以及经脉所过关节和肌肉软组织病。

少泽穴（十二井穴之一）

【取穴位置】小指末节尺侧，距指甲根角侧上方0.1寸（指寸）。

【功能疗效】清热利咽，通乳开窍。

【主治病症】目生翳膜、中风昏迷、产后缺乳、乳痈、头痛、咽喉肿痛、耳鸣、耳聋、烦心、气短、胸膈闷痛、黄疸。

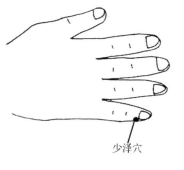

少泽穴

后溪穴

【取穴位置】微握拳，第5指掌关节尺侧近端赤白肉际凹陷中。

【功能疗效】清心安神，通经活络，清热利湿。

【主治病症】头项急痛、颈项不得回顾、肩颈部疼痛、黄疸、感冒、疟疾、落枕、神经衰弱、咽喉肿痛、麦粒肿、荨麻疹。

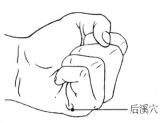

后溪穴

颧髎穴

【取穴位置】在面部，颧骨下缘，目外眦直下凹陷处。

【功能疗效】清热消肿，牵正止痉，祛风止痛。

【主治病症】牙痛、黑眼圈、眼睛疲劳。

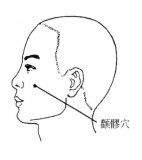

颧髎穴

听宫穴

【取穴位置】在面部，当耳屏正中与下颌骨髁状突之间的凹陷处。

【功能疗效】开窍聪耳，消肿止痛。

【主治病症】耳聋、耳鸣、聤耳、牙痛、癫狂、痫病。

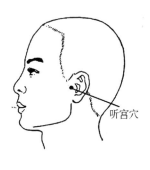

听宫穴

53

以上穴位均归属于手太阳小肠经，主治咽痛、眼痛、耳鸣耳聋、中耳炎、腮腺炎、扁桃体炎、角膜炎、头痛、腰扭伤、肩痛、落枕、失眠、癫痫以及经脉所过关节肌肉痛。

天池穴

【取穴位置】在胸部，当第4肋间隙，前正中线旁开5寸。

【功能疗效】活血化瘀，宽胸理气，清热散结。

【主治病症】胸痛、胸闷、心烦、咳嗽、哮喘、呕吐、乳痈、淋巴结核、四肢不举。

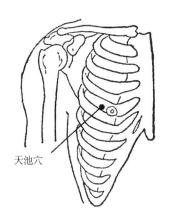

天池穴

曲泽穴

【取穴位置】在肘横纹上，当肱二头肌腱的尺侧缘凹陷中。

【功能疗效】清暑泄热，和胃降逆，清热解毒。

【主治病症】肘臂掣痛不伸、风疹、心痛、心悸、胸满、胃痛、呕吐、泄泻、中暑。

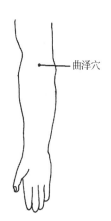

曲泽穴

内关穴

【取穴位置】在前臂，腕掌侧远端横纹上2寸，掌长肌腱与桡侧腕屈肌腱之间。

【功能疗效】宁心安神，理气镇痛，和胃降逆。

【主治病症】心痛、心悸、失眠、胃脘疼痛、呕吐、呃逆、哮喘、类风湿性关节炎。

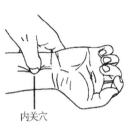

内关穴

大陵穴

【取穴位置】微屈腕握拳，腕掌侧远端横纹中，当掌长肌腱与桡侧腕屈肌腱之间。

【功能疗效】清心宁神，和胃宽胸。

【主治病症】心痛、心悸、心烦、失眠、癫狂、胃炎、骨痛、呕吐、咽炎、神经衰弱、狂言不乐、脏躁症。

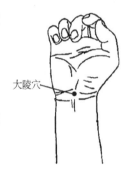

大陵穴

劳宫穴

【取穴位置】在手掌部，当第2、3掌骨之间偏于第3掌骨，握拳屈指时，中指尖所指掌心处。

【功能疗效】清心安神，除湿和胃，开窍息风。

【主治病症】心烦善怒、癫狂、小儿惊厥、中暑、心痛、心悸、胸胁支满、食欲不振。

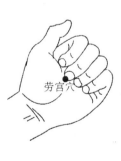

劳宫穴

第二章 盘点书中所用腧穴，为每一个穴位精准配图

以上穴位均归属于手厥阴心包经，主治心慌、心动过缓、心动过速、心绞痛、心肌缺血、胸闷、恶心、呕吐、抑郁症、中暑、小儿惊风、胃胀胃痛以及经脉所过关节肌肉痛。

极泉穴

【取穴位置】在腋窝中央，腋动脉搏动处。

【功能疗效】理气活血，宽胸宁神。

【主治病症】心痛、心悸、胸闷、肩周炎、四肢不举、胃痛、腋臭。

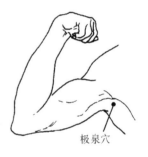

极泉穴

神门穴

【取穴位置】在腕部，腕掌侧远端横纹尺侧端，尺侧腕屈肌腱的桡侧缘。

【功能疗效】益心安神，通经活络。

【主治病症】心痛、心悸、心烦、失眠、头痛、头晕、目眩、手臂疼痛、麻木、皮肤瘙痒、更年期综合征。

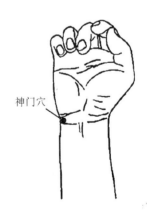

神门穴

以上穴位均归属于手少阴心经，主治冠状动脉粥样硬化性心脏病、心绞痛、心动过缓、心动过速、心肌缺血、心慌、失眠健忘、神经衰弱、精神分裂、癫痫、神经官能症以及经脉所过肌肉痛、肋间神经痛等。

百会穴

【取穴位置】后发际正中直上7寸，当两耳尖直上，头顶正中。

【功能疗效】息风镇静，醒脑开窍，升阳固脱。

【主治病症】目赤肿痛、耳鸣、发际疮、脱发、斑秃、中风语言功能障碍、半身不遂、健忘、精神恍惚、小儿惊风、小儿脱肛。

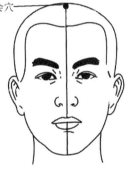

百会穴

长强穴

【取穴位置】当尾骨端与肛门连线的中点处。

【功能疗效】解痉止痛，调肠通淋。

【主治病症】泄泻、便秘、便血、痔疮、脱肛、阴囊湿疹、前列腺炎、遗精、阳痿、外阴瘙痒、腰痛。

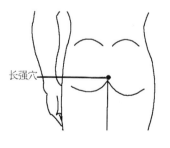

长强穴

第二章　盘点书中所用腧穴，为每一个穴位精准配图

防老穴

【取穴位置】位于百会穴后 1 寸处。

【功能疗效】养发护发，清热解毒。

【主治病症】脱发、疖。

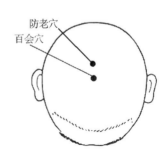

腰阳关穴

【取穴位置】在脊柱区，第 4 腰椎棘突下凹陷中，后正中线上。

【功能疗效】祛寒除湿，强壮腰膝，舒筋活络。

【主治病症】腰骶痛、下肢痿痹、遗精、阳痿、月经不调、赤白带下、盆腔炎。

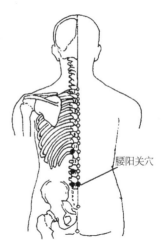

58

命门穴

【取穴位置】在第 2 腰椎棘突下凹陷中，后正中线上。

【功能疗效】补肾壮阳，强壮腰脊。

【主治病症】腰脊强痛、下肢痿痹、泄泻、小便不利、遗尿、遗精、阳痿、小儿惊厥、胃下垂、失眠、癫痫。

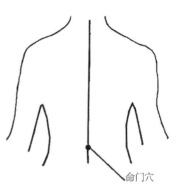

筋缩穴

【取穴位置】在第9胸椎棘突下凹陷中，后正中线上。

【功能疗效】平肝息风，宁神镇痉。

【主治病症】癫痫、惊痫、抽搐、脊强、四肢不收、筋挛拘急、心痛、胃痉挛、肝炎。

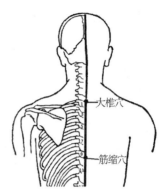

大椎穴

【取穴位置】第7颈椎棘突下凹陷中，后正中线上。

【功能疗效】清热解表，截疟止痫，补虚宁神。

【主治病症】头项强痛、肩背痛、发热恶寒、咳嗽喘急、哮喘、神经衰弱、落枕、中暑、风疹、小儿惊风。

风府穴

【取穴位置】在颈后部，枕外隆突直下，两侧斜方肌之间凹陷中。

【功能疗效】清热散风，通关开窍。

【主治病症】头痛、颈项强痛、落枕、目眩、鼻塞、鼻出血、咽喉肿痛、中风。

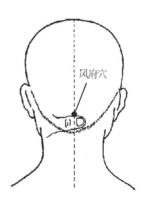

第二章 盘点书中所用腧穴，为每一个穴位精准配图

上星穴

【取穴位置】在头部，当前发际正中直上 1 寸。

【功能疗效】消肿益颜，安神通窍。

【主治病症】斑秃、头皮瘙痒、面红肿、发际疮、癫狂疟疾、头痛目胀、鼻渊、鼻衄、眼睛痛。

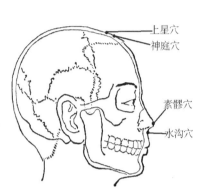

上星穴
神庭穴
素髎穴
水沟穴

神庭穴

【取穴位置】在头部，当前发际正中直上 0.5 寸。

【功能疗效】宁神醒脑，降逆平喘，清心明目。

【主治病症】头晕、目眩、失眠、鼻塞、鼻渊、鼻出血、目赤肿痛、流泪、目翳。

素髎穴

【取穴位置】在面部，当鼻尖的正中央。

【功能疗效】清热消肿，通利鼻窍。

【主治病症】鼻塞、鼻衄、鼻息肉、惊厥、昏迷、休克、低血压、小儿惊厥。

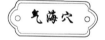

◇ 水沟穴

【取穴位置】在人中沟的上 1/3 与 2/3 交点处。

【功能疗效】醒神开窍，清热息风。

【主治病症】中暑、低血压、动脉硬化症、癫痫、昏迷、晕厥、慢惊风、牙关紧闭。

◇ 神阙穴

【取穴位置】在脐中部，脐中央。

【功能疗效】温阳救逆，利水固脱。

【主治病症】脱证、月经不调、崩漏、不孕、遗精、小便不禁。

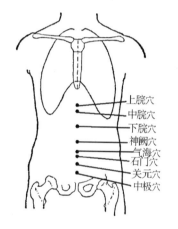

上脘穴
中脘穴
下脘穴
神阙穴
气海穴
石门穴
关元穴
中极穴

◇ 气海穴

【取穴位置】在下腹部，前正中线上，当脐中下 1.5 寸。

【功能疗效】温中补肾，调经止带，益气助阳。

【主治病症】肺气肿、虚证、小腹疾病、胃肠疾病、妇科疾病。

第二章 盘点书中所用腧穴，为每一个穴位精准配图

石门穴

【取穴位置】在下腹部，前正中线上，当脐中下 2 寸。

【功能疗效】理气止痛，补肾调经，清利湿热。

【主治病症】呕吐、泄泻、便秘、小腹绞痛、小便不利、闭经、痛经、带下、消化不良。

关元穴

【取穴位置】在下腹部，前正中线上，脐中下 3 寸。

【功能疗效】培补元气，导赤通淋，清热利湿。

【主治病症】虚证、低血压、肠胃病、小腹疾病、妇科疾病、慢性前列腺炎。

中极穴

【取穴位置】在下腹部，前正中线上，当脐中下 4 寸。

【功能疗效】益肾兴阳，通经止带。

【主治病症】盆腔炎、阴痛、阴痒、疝气偏坠、遗精、慢性前列腺炎。

上脘穴

【取穴位置】在上腹部，前正中线上，脐中上 5 寸。

【功能疗效】和胃降逆，化痰宁神。

【主治病症】胃脘疼痛、呕吐、呃逆、纳呆、痢疾。

中脘穴

【取穴位置】在上腹部，前正中线上，当脐中上 4 寸。

【功能疗效】和胃健脾，化湿降逆。

【主治病症】脾胃疾病、神志疾病、肺气肿。

下脘穴

【取穴位置】在上腹部，前正中线上，当脐中上 2 寸。

【功能疗效】健脾和胃，消积化滞。

【主治病症】腹痛、腹胀、胃痛、胃痉挛、胃下垂、消化不良、呕吐、呃逆、泄泻。

第二章 盘点书中所用腧穴，为每一个穴位精准配图

膻中穴

【取穴位置】在胸部，前正中线上，横平第4肋间，两乳头连线之中点。

【功能疗效】理气宽胸，清肺化痰。

【主治病症】胸闷、气短、咳喘、噎膈、动脉硬化症、产妇乳少、小儿吐奶。

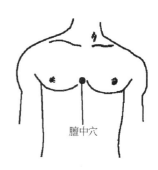

膻中穴

天突穴

【取穴位置】在颈部，当前正中线上，胸骨上窝中央。

【功能疗效】宣通肺气，止咳化痰。

【主治病症】咽喉肿痛、咳嗽、哮喘、咯吐脓血、暴暗、瘿气、梅核气、隐疹。

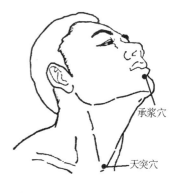

承浆穴

天突穴

承浆穴

【取穴位置】在面部，当颏唇沟的正中凹陷处。

【功能疗效】舒筋活络，生津敛液。

【主治病症】中风昏迷、口眼㖞斜、流涎、半身不遂、小便不禁。

八风穴

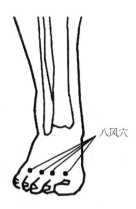

【取穴位置】在足背,第1至第5趾间,趾蹼缘后方赤白肉际处,左右共8个穴位。

【功能疗效】祛风通络,清热解毒。

【主治病症】头痛、牙痛、胃痛、月经不调。

八邪穴

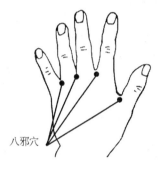

【取穴位置】在手背,微握拳,第1至第5指间,指蹼缘后方赤白肉际处,左右共8个穴位。

【功能疗效】祛风通络,清热解毒。

【主治病症】头痛、咽痛、手指麻木、手指关节疾病。

定喘穴

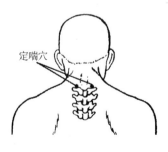

【取穴位置】在背部,横平第7颈椎棘突下,后正中线旁开0.5寸处。

【功能疗效】止咳平喘,通宣理肺。

【主治病症】支气管炎、支气管哮喘、百日咳、麻疹、落枕、肩背软组织疾患。

第二章 盘点书中所用腧穴,为每一个穴位精准配图

二白穴

【取穴位置】在前臂，腕掌侧远端横纹上 4 寸，桡侧腕屈肌腱的两侧，一侧 2 个穴位。

【功能疗效】调气和血，提肛消痔。

【主治病症】脱肛、痔疮、胸胁痛。

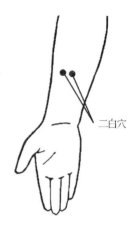

二白穴

落枕穴

【取穴位置】在手背，当第 2、3 掌骨之间，掌指关节后约 0.5 寸处。

【功能疗效】通经活络，祛风止痛。

【主治病症】落枕、手臂痛、手指麻木、颈椎病、胃痛、消化不良、泄泻、便溏、小儿慢惊风。

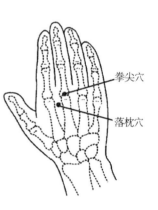

拳尖穴

落枕穴

拳尖穴

【取穴位置】在手背，第 3 掌指关节骨尖上。

【功能疗效】明目利窍，清热泻火。

【主治病症】目痛、目翳。

十二井穴

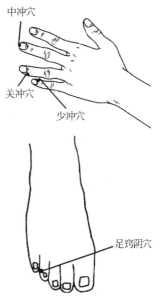

【取穴位置】十二经脉各有 1 个井穴，均位于手指或足趾末端处。已经介绍的井穴均有标注，此处着重介绍未提及的井穴——少冲穴、中冲穴、关冲穴、足窍阴穴。

【功能疗效】清心安神，开窍泄热；清心泄热，开窍苏厥；清热解郁，回阳开窍；疏风气，清胆火，息风热。

【主治病症】心痛、心悸、胸胁痛、心肌炎、热病烦心、目赤、咽痛、中风昏迷；心痛、心烦、中暑、热病不出、小儿夜啼、掌中热；头痛发热、热病汗不出、头晕目眩、中暑、耳鸣、耳聋；头痛、眩晕、目痛、耳鸣、耳聋、烦心、手足转筋、胸膜炎、乳腺炎、高血压。

十宣穴

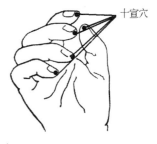

【取穴位置】在手指，十指尖端，距指甲游离缘 0.1 寸（指寸），左右共 10 个穴位。

【功能疗效】清热开窍。

【主治病症】急性咽喉炎、扁桃体炎、急性胃肠炎、高血压、昏迷、休克。

第二章 盘点书中所用腧穴，为每一个穴位精准配图

夹脊穴

【取穴位置】在背腰部，当第1胸椎至第5腰椎棘突下两侧，后正中线旁开0.5寸，一侧17个穴位。

【功能疗效】调畅脏腑。

【主治病症】上胸部穴位主治心、肺、上肢疾病；下胸部穴位主治胃肠疾病；腰部穴位主治腰、腹、下肢疾病。

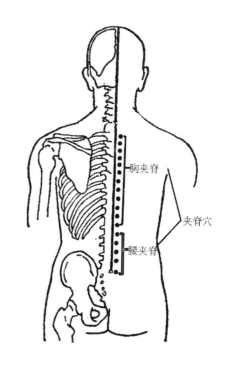

胸夹脊

夹脊穴

腰夹脊

内分泌耳穴

【取穴位置】在屏间切迹内，耳甲腔的前下部，约距屏间切迹边缘0.2厘米处，即耳甲18区。

【功能疗效】疏肝理气，清热消痰。

【主治病症】痛经、月经不调、更年期综合征、痤疮。

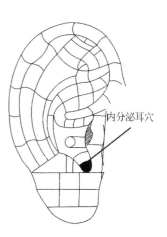

内分泌耳穴

四神聪穴

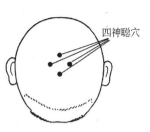

四神聪穴

【取穴位置】在百会前、后、左、右各开
1 寸处，共有 4 个穴位。

【功能疗效】镇静安神，醒脑开窍。

【主治病症】失眠、健忘、头痛、眩晕、
癫痫、脑积水、大脑发育不全、更年期综合征。

印堂穴

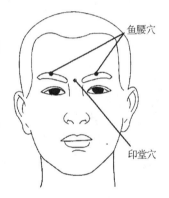

鱼腰穴

印堂穴

【取穴位置】在前额部，当两眉头间连
线与前正中线之交点处。

【功能疗效】清头明目，通鼻开窍。

【主治病症】头痛、眩晕、鼻衄、鼻渊、
失眠、小儿惊风。

鱼腰穴

【取穴位置】在额部，瞳孔直上，眉毛中。

【功能疗效】镇惊安神，疏风通络。

【主治病症】口眼㖞斜、眼睑瞬动、眼睑下垂、目赤肿痛、白内障、
鼻出血、三叉神经痛。

太阳穴

【取穴位置】在耳廓前，前额两侧，外眼角延长线的上方。

【功能疗效】清热消肿，通络止痛。

【主治病症】头痛、眩晕、牙痛、目赤肿痛、目涩、口眼㖞斜、眼睑下垂。

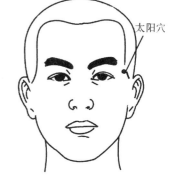

太阳穴

翳明穴

【取穴位置】翳风穴后1寸处。

【功能疗效】明目聪耳，宁心安神。

【主治病症】远视、近视、夜盲症、白内障、青光眼、视神经萎缩、耳鸣、头痛、眩晕、失眠。

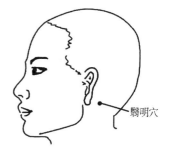

翳明穴

子宫穴

【取穴位置】在下腹部，当脐中下4寸，中极旁开3寸。

【功能疗效】调经理气，升提下陷。

【主治病症】月经不调、痛经、子宫脱垂、功能性子宫出血、子宫内膜炎、不孕、盆腔炎、肾盂肾炎、膀胱炎。

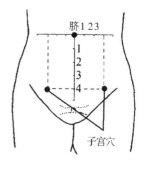

脐 1 2 3

1
2
3
4

子宫穴

四缝穴

【取穴位置】位于第 2 至第 5 指掌面，第 1、2 节横纹中央。

【功能疗效】消食导滞，祛痰化积。

【主治病症】哮喘、百日咳、小儿消化不良、肠蛔虫病。

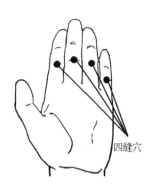

四缝穴

阑尾穴

【取穴位置】足三里穴直下 2 寸。

【功能疗效】理气止痛，通腑降气。

【主治病症】慢性阑尾炎、胃炎、消化不良、下肢瘫痪。

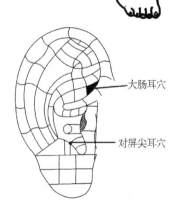

阑尾穴

大肠耳穴

【取穴位置】分布于耳甲艇，在耳轮脚上缘内侧 1/3，与口穴相对处。

【功能疗效】清热洁腑，通便止泻。

【主治病症】痢疾、肠炎、腹泻、便秘、阑尾炎、大便失禁、消化不良、腹胀。

大肠耳穴

对屏尖耳穴

第二章 盘点书中所用腧穴，为每一个穴位精准配图

对屏尖耳穴

【取穴位置】在对耳屏的尖端，即对耳屏1区、耳屏2区、耳屏3区之交点，左右共2个穴位。

【功能疗效】利肺止喘，祛风止痒，清热解毒。

【主治病症】哮喘、腮腺炎、皮肤瘙痒、偏头痛、咽喉炎、扁桃体炎、急惊风。

耳背肺耳穴

【取穴位置】耳背中内部，即耳背2区，耳背脾的耳根侧，与耳前肺穴相对应，左右共2个穴位。

【功能疗效】宣肺利气，止咳平喘。

【主治病症】支气管哮喘、气管炎、支气管炎、咳嗽、发烧、皮肤瘙痒、皮肤病、消化系统疾病。

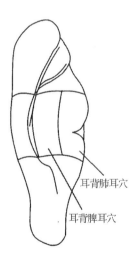

耳背肺耳穴

耳背脾耳穴

耳背脾耳穴

【取穴位置】在耳背正中部，即耳背3区，耳轮脚消失处的耳背部，与耳前正面胃穴相对应，左右共2个穴位。

【功能疗效】健脾和胃，生血养肌。

【主治病症】胃痛、腹胀、消化不良、食欲不振、胸胁痛、水肿、四肢无力、失眠、胃及十二指肠溃疡。

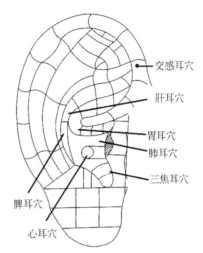

交感耳穴

肝耳穴

胃耳穴
肺耳穴

三焦耳穴

脾耳穴

心耳穴

脾耳穴

【取穴位置】在耳甲腔的后上方，肝穴的下方，在肝硬化肿大区与血液点穴之间，耳轮脚消失的部分上后方的下缘处，即耳甲13区。

【功能疗效】调节气血，宣肺健脾，益气助正。

【主治病症】食欲不振、消化不良、口腔炎、口疮、胃炎、胃溃疡、胃下垂、腹胀、腹泻、便秘、头晕、月经不调、功能性子宫出血、脱肛、子宫脱垂。

肺耳穴

【取穴位置】在耳甲腔中心凹陷处周围，即心穴上下周围，即耳甲14区，耳甲腔最凹陷处反光区的周围大部均为肺穴区，心区的上、下方，上方为对侧肺，下方为同侧肺，临床上多用下侧肺。

【功能疗效】调畅气血，补虚清热。

【主治病症】咳喘、痰鸣、感冒、鼻炎、咽炎、百日咳、肺炎、胸闷、胸痛、心律不齐、低血压、盗汗、便秘、泄泻、荨麻疹、痤疮、单纯性肥胖症、脱发。

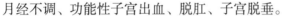

肝耳穴

【取穴位置】在耳甲艇的后下部，胃反射区与十二指肠反射区的后方，胰腺点穴至外腹穴连线的中间处，即耳甲12区。

【功能疗效】清热解毒，利胆明目，养血平肝，疏郁缓急，通络止痛。

【主治病症】肝郁胁痛、抑郁症、神经衰弱、胆囊炎、头痛、眩晕、月经不调、崩漏、更年期综合征、近视、视力模糊、夜盲症、斜视、耳鸣、中耳炎、疝气、外阴瘙痒、湿疹、高血压、胃痛、腹痛、四肢麻木、便秘。

胃耳穴

【取穴位置】在耳轮脚消失处，贲门穴之外方，即耳甲4区。

【功能疗效】行气消食，清热解毒，养血安神。

【主治病症】胃胀、胃痉挛、胃肠功能紊乱、消化不良、慢性胃炎、恶心呕吐、神经衰弱、失眠、多梦、牙痛。

心耳穴

【取穴位置】在耳甲腔正中凹陷处，即耳甲15区。

【功能疗效】养血生脉，益心安神，通络止痛。

【主治病症】心悸、盗汗、无脉症、休克、贫血、胸闷、胸痛、心肌炎、气短、心慌、面色晦暗、神经衰弱、中暑、遗精、阳痿。

三焦耳穴

【取穴位置】位于耳甲腔底部，外耳门后下，肺与内分泌区之间，内分泌穴上方，在心穴至止血4穴连线的中间处，即耳甲17区。

【功能疗效】下气消食，利水化浊，通便止痛，养血通经。

【主治病症】便秘、腹胀、肠鸣、腹痛、消化不良、泄泻、慢性阑尾炎、高脂血症、偏头痛、手腕外侧痛。

交感耳穴

【取穴位置】在对耳轮下角末端与耳轮内缘相交处，即对耳轮6区前端。

【功能疗效】滋阴清热，益心安神，调整胃肠，行气降逆，调经止痛，利水解毒。

【主治病症】胃肠痉挛、慢性胃炎、胃痛、胃溃疡、腹胀气、肠鸣、腹泻、消化不良、高血压、低血压、失眠、心悸、多汗症、胃酸过多、肥胖症、哮喘、百日咳、不明原因之浮肿。

饥点穴

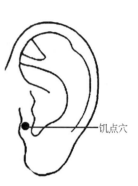

饥点穴

【取穴位置】位于耳朵靠脸的一侧，突起处下方的凹陷部位。

【功能疗效】益精解肌。

【主治病症】糖尿病、多食症、神经性多食、肥胖症、甲状腺功能亢进症。

以上穴位属于经外奇穴、耳穴和其他一些常用穴位，常按或配伍使用可以调理、防治多种常见病，对身体健康有益。

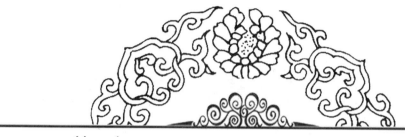

第三章

巧用点穴，轻松预防常见病

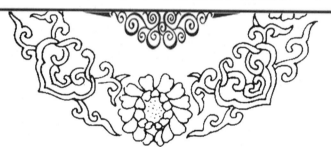

感　冒

感冒通常是由于感受风寒，出现鼻塞、流涕、喷嚏、头痛、畏寒肢冷、发热等全身症状为主要表现的外感疾病。按照临床上表现的不同，分为风寒感冒和风热感冒 2 类，同时兼见夹湿、夹滞或者体虚。

风寒感冒以畏寒重、发热轻、头疼明显、无汗、肢体酸疼、鼻塞声重、流清鼻涕、咽喉痒疼、咳嗽、痰色稀白、口不渴或者口渴喜热饮为主要症状，同时伴有舌苔薄白湿润、脉象浮而紧。风热感冒以发热重、微恶风、汗出不畅、头胀疼、咳嗽、咯黄黏痰、咽喉干燥红肿疼痛、鼻塞且流黄鼻涕、口渴欲饮为主要症状，同时兼见舌苔薄白或者微微发黄、舌边尖红。

❖ 点按选穴 ❖

1. 风寒感冒

选穴：风池、风门、合谷、列缺。

解析：风池穴可以祛风散寒，清热解表。风门穴可以祛风散邪，宣肺固表。合谷穴可以清热解表，理气止痛。列缺穴可以解表散邪，宣肺理气，通利咽喉。四穴相配可使祛风散邪、解表散寒的功效加强，有效防治感冒。

如果兼见头重体倦、胸闷恶心、食少纳呆、口淡腹泻、舌苔白腻，则为风寒夹湿，点按时可加阴陵泉、尺泽穴；如果兼见胸闷不舒，偶尔会出现胸胁疼痛，脉象弦而紧，则为风寒夹滞，可以加肝俞、阳陵泉穴；如果兼见身体倦怠无力，气短懒言，汗出溱溱，舌淡苔白，脉象浮而无力，反复感冒，病后迁延不愈，为风寒感冒兼气虚，可以加膏肓、足三里穴。

点按方法：将拇指或食指的指腹按在穴位上，用手指做顺时针或逆时针揉动按压。每个穴位按揉 100 次，按揉时手指要有一定力度。

2. 风热感冒

选穴：鱼际、尺泽、曲池、大椎、外关。

解析：鱼际穴可以清热凉血，利咽止痛。尺泽穴可以调理肺气，滋阴润肺，降逆止呕。曲池穴可以疏通经络，散风止痒，清热消肿。大椎穴为诸阳之会，配伍外关穴能够解表退热。如果出现咽喉肿痛可以加少商穴，除了点按之外，三棱针点刺放血功效尤甚。有暑热症状者，可加中脘、足三里穴。血虚症状明显者，可加三阴交穴。

点按方法：将拇指或食指的指腹按在穴位上，用手指做顺时针或逆时针揉动按压。每个穴位按揉 100 次，按揉时手指要有一定力度。

其他疗法

1. 皮肤针疗法

操作方法：针对发热而汗不出、肩背疼痛的病人，沿着背部的督脉、膀胱经用皮肤针叩刺，从上至下，两侧叩打 3 遍，然后再予以拔火罐，效果显著。

2. 三花茶

原料：金银花 15 克，菊花 10 克，茉莉花 3 克。

制法：将金银花、菊花、茉莉花放入茶杯中，倒入沸水，焖泡 10 ~ 15 分钟，代茶饮用即可。

功效：清热解毒，适用于防治热毒所致的风热感冒、咽喉肿痛、痈疮等。

3. 生姜红糖茶

原料：生姜、红糖各适量。

制法：生姜切薄片，放入杯中，加入红糖，倒入沸水冲泡，代茶饮用即可。

功效：驱散风寒，适合风寒感冒的病人服用。

生活提示

1. 加强锻炼，多进行户外活动，提高身体抗病能力。

2. 气候转变时及时增减衣服，防止过冷或过热。

3. 少带小儿去拥挤的公共场所，减少感染机会。

4. 经常开窗换气。家中有人感冒时，室内可用醋熏蒸消毒，防止病毒交叉感染。

5. 及时接受预防注射，减少传染病发生的概率。

咳 嗽

咳嗽是人体清除呼吸道内的分泌物或异物的保护性呼吸反射动作，通过咳嗽反射能有效清除呼吸道内的分泌物及进入气道的异物。但咳嗽也有不利的一面，剧烈咳嗽可导致呼吸道出血，长期、频繁、剧烈咳嗽不仅会影响工作、休息，甚至可引起喉痛、音哑和呼吸肌痛。

中医学认为，咳嗽是因外感六淫，脏腑内伤，影响于肺导致有声有痰之证。《素问病机气宜保命集》云："咳谓无痰而有声，肺气伤而不清也；嗽是无声而有痰，脾湿动而为痰也。咳嗽谓有痰而有声，盖因伤于肺气动于脾湿，咳而为嗽也。"

因此，咳嗽一般可以分为外感咳嗽和内伤咳嗽2种类型。外感咳嗽多由于气候突变或调摄失宜引起，多为新病，起病急、病程短，兼有恶寒、发热、头痛等症状，具体又包括风热犯肺型、风燥伤肺型、风寒袭肺型；内伤咳嗽多由于内伤病因如饮食、情志及肺脏自病引起，多为久病，起病缓，常反复发作、病程长，具体又包括痰湿蕴肺型、痰热郁肺型、肝火犯肺型、肺阴亏耗型。

点按选穴

1. 外感咳嗽

选穴：肺俞、列缺、合谷。

解析：三穴配伍可以散风祛邪，宣肺解表，加强止咳的功效。风寒咳嗽者，可加风门、大杼穴。风热咳嗽者，可加曲池、大椎穴。咽喉肿痛者，可加少商、商阳穴。

点按方法：将拇指或食指的指腹按在穴位上，用手指做顺时针或逆时针揉动按压。每个穴位按揉 100 次，力度要重，但总体以病人耐受为度。

2. 内伤咳嗽

选穴：太渊、太白、丰隆。

解析：太白穴可以健脾化湿，理气和胃。太渊穴可以补益肺气，止咳化痰。丰隆穴可以化痰定喘，宁心安神。若肝火旺，可以加阳陵泉、太冲穴清肺热，泻肝火。若出现腰膝酸软、身体瘦弱、倦怠乏力等症状，可加膏肓、照海穴益肾阴，清虚热。

点按方法：将拇指或食指的指腹按在穴位上，用手指做顺时针或逆时针揉动按压。每个穴位按揉 100 次，按揉时手指要有一定力度。

其他疗法

1. 穴位敷药法

操作方法：用白附子、洋金花、川椒、樟脑按照 16：48：33：3 的比例配伍制成粉剂。每次取肺俞、膻中、定喘、天突、丰隆中的 3 个穴位，将药粉少量置于穴位上，用胶布贴敷，3 天换药 1 次。最好二伏天开始治疗，效果显著。

2. 足底按摩法

操作方法：先上下左右搓脚心，每只脚搓 30 次。然后每个脚趾都上下按摩 20～30 次。重点按摩脚面、足大趾根部两侧的部位，如有扁桃体炎，这个部位就会很疼，每只脚按摩 5 分钟。

功效：每天坚持按摩 2 次，咽喉肿痛的症状会明显减轻。按摩后及时多喝温开水或淡盐水，再配合食疗，效果显著。此法尤其适合给咳嗽的孩子使用。

3. 药浴疗法

操作方法：生姜适量，择净，放入药罐中，加清水适量，浸泡 5～10 分钟后，水煎取汁，放入浴盆中，待温时浴足，每次 1 剂，泡 30 分钟，每日 3 次，连续 3 天，可温肺散寒。

4. 冬季止咳方

原料：萝卜 1 个，葱白 6 根，生姜 15 克。

制法：用 3 碗水先将萝卜煮熟，再放葱白、生姜，煮取一碗汤，连渣一次服用即可。

功效：宣肺解表，化痰止咳。主治风寒咳嗽、痰多泡沫，伴畏寒、身倦酸痛等。

5. 红糖姜枣汤

原料：红糖、红枣各 30 克，鲜姜 15 克。

制法：以上食材加水三碗煎至过半。顿服，服后出微汗即愈。

功效：祛风散寒，主治伤风咳嗽、胃寒刺痛、产后受寒腹泻、恶阴等。

6. 鲜梨贝母汤

原料：鲜梨 500 克，贝母末 6 克，白糖 30 克。

制法：将梨去皮剖开，去核，把贝母末及白糖填入，一起放在碗内蒸熟，早晚分食。

功效：清热化痰，散结解表。主治咳嗽或肺痈，症见胸痛、寒战、咳嗽、发热、口干、咽燥、痰黄腥臭或脓血痰等。

生活提示

1. 多休息，注意保暖，不要再伤风。

2. 多喝水，补充身体因咳嗽而消耗的水分。

3. 多吃营养食品，对于刺激性的食物，如辛辣物、冷饮、甜食等尽量禁食。此外还要戒烟、禁酒。

4. 感冒或咳嗽要及早治疗，不要拖延。

5. 咳嗽严重或久咳不愈者，要多接触新鲜空气，新鲜的空气不会加重刺激肺和气管，有利于恢复。

头 痛

头痛是临床常见症状，通常将局限于头颅上半部，包括眉弓、耳轮上缘和枕外隆突连线以上部位的疼痛统称为头痛。头痛病因繁多，神经痛、颅内感染、颅内占位病变、脑血管疾病、颅外头面部疾病以及全身疾病如急性感染、中毒等均可导致头痛。头痛的发病年龄常见于青年、中年和老年。

根据引发头痛的病因不同，头痛大致可以分为原发性和继发性两类。前者不能归因于某一确切病因，也可称为特发性头痛，常见的如偏头痛、紧张型头痛；后者病因可涉及上述各种原因。头痛程度有轻有重，疼痛时间有长有短，疼痛形式也是多种多样，常见的有胀痛、闷痛、撕裂样痛、电击样痛、针刺样痛，部分伴有血管搏动感、头部紧箍感，以及恶心、呕吐、头晕等症状。继发性头痛还可伴有其他系统性疾病的症状或体征，如感染性疾病常伴有发热，血管病变常伴偏瘫、失语等神经功能缺损症状。

中医学认为，头痛一般有外感头痛和内伤头痛之分。外感头痛为感受外邪所致，起病较急，头痛持续不得缓解，同时伴有恶寒、发热、鼻塞流涕、骨节疼痛、咳嗽等症状。由于外邪性质、受邪部位和疾病发展阶段的不同，又有伤风头痛、伤寒头痛、风寒头痛、风热头痛、风湿头痛、伤暑头痛、太阳头痛、阳明头痛、少阳头痛等。内伤头痛多起病较缓，一般劳累受风、情志不畅时常易发作，包括气虚头痛、血虚头痛、阴虚头痛、阳虚头痛、肾虚头痛、瘀血头痛、痰湿头痛、肝阳头痛等。

点按选穴

1. 外感头痛

选穴：风池、百会、太阳、合谷、列缺、后溪。

解析：合谷穴可以清热解表，理气止痛。风池穴可以祛风散寒，清热解表。列缺穴可以解表散邪，宣肺理气，通利咽喉。百会穴可以散风通络，配伍后溪穴和经验效穴太阳穴，可以加强通络止痛的功效。

若偏头痛，则可加率谷、内关穴；若前头痛，则可加上星、阳白穴；若热象明显，则可加大椎、曲池穴。

点按方法：将拇指或食指的指腹按在穴位上，用手指做顺时针或逆时针揉动按压。每个穴位按揉 100 次，按揉时手指要有一定力度。

2. 内伤头痛

选穴：风池、太冲、侠溪、三阴交、颔厌。

解析：太冲穴具有平肝潜阳的功效，风池、颔厌、侠溪穴配伍可以息风清热，通络止痛。诸穴点按可以育阴潜阳，平肝息风，缓解因肝阳上亢所致的头痛。如出现腰膝酸软，则可加肾俞、太溪穴。若出现神疲乏力、面色无光泽、食欲不振，则可以点按脾俞、足三里、三阴交穴。

点按方法：将拇指或食指的指腹按在穴位上，用手指做顺时针或逆时针揉动按压。每个穴位按揉 100 次，按揉时以中等刺激强度为宜。

其他疗法

1. 穴位贴敷法

操作方法：川芎、白芷各 3 克，大葱 5 克，将前两味药研为细末，和大葱共捣成泥，敷太阳穴，主治风寒头痛。如果是风热头痛可以用大葱、细辛等分研磨成粉，吸入鼻中并贴敷太阳穴。

2. 梳头法

操作方法：每天反复梳头，再用木梳齿轻轻叩击头皮 3 ~ 5 分钟，可以疏通血脉，缓解血管神经性头痛、偏头痛等。

3. 芹菜根汤

原料：芹菜根 60 克。

制法：芹菜根洗净，放入锅中加水煎煮。

功效：早、晚各饮 1 次，适用于高血压病头痛、高脂血症。

4. 半夏山药粥

原料：山药、清半夏各 30 克，粳米 100 克，白糖适量。

制法：粳米淘洗干净，山药研末，备用。清半夏洗净，放入锅中加水煎汤取汁一大碗，去渣，再次倒入锅中，加入适量水，加粳米、山药末煮至粥成，加白糖调味，空腹食用。

功效：燥湿化痰、降逆止呕、健脾助运，适宜头痛兼见咳嗽、恶心呕吐者食用。

生活提示

1. 减少巧克力、乳酪、酒、咖啡、茶叶等易诱发头痛的食物、饮品的摄入量，同时口味应清淡，忌食辛辣刺激、生冷的食物。

2. 保持心态平和，忌思虑过重。

3. 注意头部保暖，勿受风。

晕 厥

晕厥是突然晕倒、不省人事、四肢厥冷的一种病症。一般晕厥时间短暂，醒后无后遗症，但也有晕厥不醒致死者。中医学认为，晕厥往往由于元气虚弱、劳累过度、情志异常导致阳气不达四肢所致。具体来说，晕厥有气厥、血厥、热厥之分。气厥者素体健壮，因为暴怒，突然晕倒，握拳，呼吸困难；血厥者因失血过多突然晕厥，面色苍白、口唇无华或兼四肢抽动、目陷、汗出如油；热厥者因长时间暴晒、高温作业突然晕倒，神志不清。

点按选穴

选穴：水沟、内关。

解析：内关、水沟穴配合点按具有醒神开窍、醒脑、调节人体气血阴阳的功效。如果气厥，则可加太冲、合谷、膻中穴，用以疏通人体气血，疏肝解郁，调理气机。血厥者，可加膈俞、血海穴，用以调补冲任，养血。热厥者，可加十二井穴，可以泄热启闭，重度刺激清除热毒的效果更好。

点按方法：用指尖掐按穴位 2 秒钟，松开 1 秒后再掐按，如此反复至苏醒即可。

其他疗法

1. 糯米葱粥

原料：糯米 100 克，葱末 30 克。

制法：糯米淘洗干净，放入锅中，加水 500 克用武火煮开，再改为中火煮至粥浓稠，转文火，待粥将成时加入葱末，再稍煮片刻即可。

功效：每日 1 剂，分 2 次服完，连服 3~5 天。具有通阳开窍、祛风活络、消肿解毒、清肺健脾等功效，对于调理晕厥有一定作用。

2. 柠檬水

原料：柠檬 1 个，冰糖适量。

制法：用盐反复搓洗柠檬外皮，直至有粗糙感，洗净，切薄片，放入盐水中浸泡 50 分钟，捞出，装入玻璃瓶，放入冰箱冷藏。每日取两片，放入冰糖冲泡饮用。

功效：柠檬含有丰富的维生素 C，对于晕厥的病人具有清除氧自由基、促进机体恢复的作用。

生活提示

1. 低血糖、低血压病人应避免长久站立和长期卧床，建议使用弹力袜和弹力腹带，随身携带折叠椅，锻炼腿部、腹部肌肉。

2. 戒酒对预防晕厥有一定的作用。

3. 适当增加盐和水的摄入量。

第三章 巧用点穴，轻松预防常见病

高 热

高热是指体温达到 39℃ 以上，属于临床急症，许多疾病都可见此症状。一般情况下，中医将高热分为外感风热、暑热内陷两种类型。外感风热者发热重、畏寒轻，汗出、头痛、咳嗽、咽喉肿痛、口干舌燥；暑热内陷者壮热、口渴喜冷饮、面红耳赤、心烦、有谵语现象、大便秘结。

点按选穴

1. 外感风热

选穴：大椎、曲池、鱼际、外关。

解析：大椎穴为诸阳之会，可以振奋阳气以退热。曲池穴可以泄头面之热。鱼际穴可以泄热利咽喉。外关穴能够疏散表邪。上述穴位点按能够解表、清肺、退热。

点按方法：重度刺激上述穴位每穴 50 次，每日 2 遍。但总体力度应以病人耐受为度。

2. 暑热内陷

选穴：曲泽、十二井穴、内庭。

解析：内庭穴为胃经上的穴位，可以泄胃热。曲泽穴配伍十二井穴可以清血热，开心窍。

点按方法：点按时重度刺激每个穴位 50 次，每日 2 遍，泄热效果好。但是力度仍要以病人耐受为度。

其他疗法

1. 刮痧法

操作方法：用光滑平整的汤匙，或有刮痧板更好，蘸食油或者清水，刮背脊两侧以及颈部、胸部、肋间、肩肘、腘窝等处，至皮肤出现紫红色，且颜色不再加深为度。

2. 菊花茶

原料：干燥菊花5克。

制法：干燥菊花冲洗干净，放入杯中，加沸水冲泡饮用即可。

功效：菊花可清内热，热茶可暖身，对于畏寒、寒战的高热病人尤其有效。

◆ 生活提示 ◆

1. 衣着要凉爽，切忌采用捂被子发汗的办法。

2. 鼓励饮水，保持口舌滋润，小便通畅。

3. 注意营养，不要随意忌口，无明显咳嗽的可多吃点水果，尤其是西瓜，既能补充水分、糖分和维生素，又有清热的功效，此外还应该注意保持大便通畅。

4. 日常生活中应及时增减衣服，预防上呼吸道感染。

5. 常备退热药，观察测量体温，一旦达到38℃以上即可口服退热药物，以防高热引起抽搐。

6. 密切观察病情，防止复发。

抽　搐

抽搐是四肢不随意的肌肉抽动，或颈项强直、角弓反张、口噤不开。临床上常见的抽搐有惊厥、强直性痉挛、肌阵挛、震颤、舞蹈样动作、手足徐动、扭转痉挛、肌束颤动、习惯性抽搐。中医学认为，引起抽搐的病因主要有热毒内盛、风阳扰动、风毒窜络、阴血亏损等，因此抽搐常见类型为热盛风动和肝肾阴亏 2 种。热盛风动者四肢抽搐、高热、口噤、项背强直、角弓反张、手足挛急；肝肾阴亏者腰膝酸软、头晕耳鸣、手足蠕动。

点按选穴

1. 热盛风动

选穴：百会、大椎、曲池、风府、太冲、十宣。

解析：大椎、曲池穴可以泄热；百会、风府、太冲穴能够平肝息风；十宣穴可以清热泻火，加强大椎、曲池穴的功用。

点按方法：将拇指或食指的指腹按在穴位上，用手指做顺时针或逆时针揉动按压。每个穴位按揉 100 次，按揉时手指要有一定力度。

2. 肝肾阴亏

选穴：百会、涌泉、太冲、风府、筋缩、合谷、太溪。

解析：百会、风府、太冲穴可以平肝息风；筋缩穴可解痉挛、疗抽搐；涌泉、太溪穴可以滋阴补肾；合谷穴可以祛风镇静。诸穴合用可以加强滋补肝肾、息风定搐的作用。

点按方法：将拇指或食指的指腹按在穴位上，用手指做顺时针或逆时针揉动按压。每个穴位按揉 100 次，按揉时手指要有一定力度。

其他疗法

1. 耳穴按摩法

操作方法：参照耳穴示意图（图见 P261），找到肝、皮质下、神门、脑干区域进行点按，刺激强度可以在耐受范围内稍微重一些，每次 30 分钟。

2. 灯火蘸疗法

操作方法：用灯草蘸清油点燃，以明火对准印堂、人中、颊车、角孙、神阙、大椎等穴位，一触即起，可听到"啪"声，止痉速效。但操作时需注意安全，最好在专业人员的指导下进行。

1. 针对病因积极治疗原发病。例如癫痫病人需按医嘱服药，如果突然停药，即使是 1 天，也会导致癫痫抽搐的发作。

2. 预防腓肠肌抽搐，要在剧烈运动前或游泳前做足准备运动。

3. 为防止晚上睡觉时抽搐，白天勿过度疲劳，晚上勿使腿部受凉。

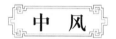

中 风

中风，为中医病名，有外风和内风之分。外风因感受风邪所致，在《伤寒论》中名曰中风，也称桂枝汤证；内风属内伤病证，又称脑卒中、卒中等。现代一般所称的中风，多指内伤病证的类中风，即因气血逆乱、脑脉痹阻或血溢于脑所致的，以突然昏仆、半身不遂、肢体麻木、舌塞不语、口角㖞斜、偏身麻木等为主要表现的一种病证。具有起病急、变化快等特点。五志过极、心火暴甚、过食肥甘醇酒、劳累过度、气候变化、血液瘀滞等也可以引起中风。

中风比较常见的类型有 2 种，一种是中经络，表现为半身不遂、肌肤不仁、手足麻木、口角㖞斜、语言不利，兼见头痛眩晕、筋脉蠕动、烦躁；一种是中脏腑，表现为突然晕仆、不省人事、颜面潮红、呼气气粗、牙关紧闭、喉中痰鸣、两手固握、二便闭塞。

◈ **点按选穴** ◈

1. 中经络

选穴：肩髃、曲池、合谷、足三里、冲阳、昆仑。

解析：风属于阳邪，故治疗本病多选用阳明经上的穴位。冲阳穴具有健脾和胃、镇静安神的作用。足三里穴具有和胃降逆、健脾化痰、补益正气的功用。昆仑穴具有疏通经络、息风止痉的功效。上述穴位配伍肩髃、曲池、合谷穴可以疏通经络，调和气血。

点按方法：点按在耐受范围内用中等刺激强度，每个穴位点按100次。

2. 中脏腑

选穴：水沟、十二井穴、太冲、劳宫、丰隆。

解析：十二井穴接通十二经气，可以协调阴阳，泄热清窍。水沟穴可以醒脑开窍，泄热。加上太冲穴平肝息风，劳宫穴清心安神，丰隆穴宣统脾胃等功效，可有效缓解中风症状。若出现牙关紧闭，可配伍下关、颊车、合谷穴。若出现两手固握，可配伍内关、后溪、合谷穴。

点按方法：每个穴位点按100次，点按时手指要有一定力度。

其他疗法

1. 捻揉手脚法

操作方法：捻揉中风者瘫痪的手指和足趾，从大指（趾）至小指（趾），揉时力量要轻，各个面都要揉到，共捻揉20分钟。可促进末梢的血液循环，防止肌肉萎缩，促进神经功能的恢复。

2. 萝卜汁粥

原料：鲜萝卜500克，大米100克。

制法：鲜萝卜削皮，切块，放入榨汁机内榨取鲜汁，备用。大米淘洗干净，放入锅中加水煮粥，然后加入鲜萝卜汁，拌匀即可。

功效：萝卜汁粥分2~3次食用，对于气滞痰多、腹胀的中风病人较为适宜。

生活提示

1. 及时治疗原发病，如动脉硬化、糖尿病、冠状动脉粥样硬化性心脏病、高脂血症、高黏血症、肥胖病、颈椎病等。除此之外，高血压是引发中风最危险的因素之一，因此坚持长期服药，控制血压，对预防中风极为重要。

2. 重视中风的先兆征象，留意头晕、头痛、肢体麻木、昏沉嗜睡、性格反常等。一旦小中风发作，应及时到医院诊治。

3. 消除中风的诱因，如情绪波动、过度疲劳、用力过猛等。注意心理预防，保持精神愉快，情绪稳定，保持大便通畅，避免因用力排便而使血压急剧升高，引发脑血管病。

4. 提倡健康的生活方式，规律的生活作息，戒除吸烟、酗酒等不良习惯，提高身体整体抗病能力。

5. 饮食结构合理化，以低盐、低脂肪、低胆固醇为宜，适当多食豆制品、蔬菜和水果，每周至少吃 3 次鱼。

6. 增加户外活动，外出注意保暖。避免从温度较高的环境突然转移到温度较低的环境。而且有过中风史的人还要注意走路多加小心，防止摔倒。此外，日常生活中起床、低头系鞋带等动作要缓慢，洗澡时间不宜过长。

中风后遗症

中风后遗症是指中风经治疗后遗留下来的口眼㖞斜、语言不利、半身不遂等症状的总称，常因本体先虚、阴阳失衡、气血逆乱、痰瘀阻滞、肢体失养所致，属中医"偏瘫""偏枯""偏废"的范畴。

一般来说，中风后遗症有心肾阳虚、肝阳上亢、气虚血瘀之分。心肾阳虚型表现为意识蒙眬或痴呆、健忘、舌强语塞、肢体不遂、畏寒肢冷、心悸气短、眩晕耳鸣、血压偏低；肝阳上亢型表现为有高血压病史，常头痛、眩晕、心烦易怒、咽干口苦、失眠多梦、中风偏瘫后血压持续升高，上述症状不减，且口眼㖞斜、言语謇涩；气虚血瘀型表现为半身不遂、口眼㖞斜、语言謇涩、神疲乏力、面白少华、头晕心悸、血压偏高或不高、舌质淡或有瘀点。

点按选穴

1. 心肾阳虚

选穴：悬钟、三阴交、阳陵泉、足三里。

解析：心肾阳虚型中风后遗症，选用悬钟、三阴交、阳陵泉、足三里穴，可以温补心肾、扶正助阳。配伍肩部肩髃、肩贞、肩井穴，手部手三里穴，掌部劳宫穴，大腿部环跳、风市穴，足部内庭穴，可以疏通一身气血，缓解并治疗中风后遗症。此配伍方法对于每个类型的中风后遗症都适用，最好在对症治疗的基础上同时对它们进行点穴治疗。

2. 肝阳上亢

选穴：天突、太冲、风市。

解析：肝阳上亢型中风后遗症，选用天突、太冲、风市穴，可以平抑肝阳、息风止痉。再加上以上配伍，可以有效缓解和治疗此种类型的中风后遗症。

3. 气虚血瘀

选穴：气海、膈俞、血海。

解析：气虚血瘀型中风后遗症，选用气海、膈俞、血海穴，可以补养气血、活血化瘀。再加上以上配伍，可以有效缓解和治疗此种类型的中风后遗症。

点按方法：施术者点按以上每个穴位100次，点按患肢时，由于受术者半身偏瘫、感觉失灵，点按力度可以选择中等刺激强度，但总体以受术者耐受为宜，每天尝试点按2~3次。以上3种类型的中风后遗症，均用此种点按方法。

1. 黄芪桂枝粥

原料：黄芪 15 克，炒白芍、桂枝各 10 克，生姜 3 片，大米 100 克，大枣 5 枚。

制法：黄芪、炒白芍、桂枝、生姜放入锅中，加水煎汤取汁，放入大米、大枣，加适量水继续熬煮成粥即可。

功效：益气养血兼温经通络，对于中风后遗症有一定的调理作用。

2. 黄芪肉羹

原料：黄芪 30 克，大枣 10 枚，当归、枸杞各 10 克，瘦猪肉 100 克，盐适量。

制法：瘦猪肉切片，放入锅中，加水、黄芪、大枣、当归、枸杞一同炖汤，再加盐调味，煮至熟即可食肉喝汤。

功效：可以滋阴助阳、补气活血，对于中风后遗症有一定的缓解作用。

生活提示

1. 饮食要清淡，合理搭配，营养丰富。主食以大米、面粉、小麦、玉米等为主；多吃豆制品及瓜果蔬菜，如芹菜、菠菜、白菜、萝卜、黄瓜、茭白、莲藕、橘子等；蛋白质以鱼类为最佳，如黑鱼、黄鱼、鲫鱼等，鲤鱼除外；少吃猪肉、牛肉等畜肉及其内脏；少吃盐、糖及辛辣刺激之品。此外还要戒烟、酒，有效控制血糖、血脂、血黏度。

2. 注意加强功能训练，控制体重在正常标准内。

3. 日常生活中，要对中风后遗症病人进行全方位的护理，不仅是身体上的，还包括情绪方面，让病人尽早摆脱后遗症的阴影。

（1）肢体运动功能障碍应辅助进行功能锻炼，从简单的屈伸开始，要求活动充分，合理适度，避免损伤肌肉和关节，每天 2～4 次，每次 5～30 分钟。并配合药物治疗，按摩患侧肢体，配合针灸理疗，促进患肢血液循环，以利功能恢复。

（2）语言不利、语言障碍的病人情绪多焦虑，护理中要注意保持心态平稳，尽早诱导和鼓励病人说话，耐心纠正发音，由简到繁，坚持不懈。

（3）中风后遗症临床上常见患侧眼睑闭合不全，口角下垂、流涎，不能鼓腮、皱额、闭眼。病人常常产生消极情绪，失去治疗信心，家人应给予精神鼓励，舒其情志，鼓励其多做眼、嘴、面部运动，并经常按摩患处。

失 眠

失眠是指病人对睡眠时间和（或）质量不满足并影响日间社会功能的一种主观体验。失眠的临床表现主要有以下几个方面：睡眠过程障碍，入睡困难；睡眠质量下降，睡眠维持障碍，整夜觉醒次数超过 2 次，早醒；睡眠时间减少，通常少于 6 小时；日间记忆功能下降，工作能力下降，在停止工作时容易出现日间嗜睡现象。

中医学认为，失眠主要病位在心，与思虑劳倦、内伤心脾、生血不足、房劳伤肾、饮食不节、胃气失和有关。失眠基本可分为肝郁化火、痰热内扰、阴虚火旺、心脾两虚、心胆气虚 5 种类型。肝郁化火型多由恼怒烦闷而生，表现为少寐、急躁易怒、目赤口苦、大便干结、舌红苔黄、脉弦而数；痰热内扰型常由饮食不节、暴饮暴食、恣食肥甘生冷，或嗜酒成癖，导致肠胃受热、痰热上扰，表现为不寐、头重、胸闷、心烦、嗳气、吞酸、不思饮食、苔黄腻、脉滑数；阴虚火旺型多因体虚精亏、纵欲过度、遗精，使肾阴耗竭、心火独亢，表现为心烦不寐、五心烦热、耳鸣健忘、舌红、脉细数；心脾两虚型多由年迈体虚、劳心伤神或久病大病之后，引起气虚血亏，表现为多梦易醒、头晕目眩、神疲乏力、面黄少华、舌淡苔薄、脉细弱；心胆气虚型多由突然受惊，或耳闻巨响，目睹异物，或涉险临危所致，表现为噩梦惊扰、夜寐易醒、胆怯心悸、遇事易惊、舌淡脉细弦。

点按选穴

选穴：四神聪、神门、三阴交。

解析：四神聪穴具有镇静安神、宁心安神的作用。神门穴是治疗失眠的要穴，配伍三阴交可以宁心健脾。如果出现食欲减退、面色发黄、肢体乏力、心悸健忘，可加心俞、肺俞穴，以生化气血、补益心脾。如果出现腰膝酸软、头晕耳鸣、遗精、健忘、五心烦热，可加肾俞、心俞、照海穴，以沟通心肾、益阴降火。如果出现面红耳赤、急躁易怒、胸胁胀痛、难以入睡，可加大陵、行间、肝俞穴，以清泻肝火、清心宁神。

点按方法：将拇指或食指的指腹按在穴位上，用手指做顺时针或逆时针揉动按压。每个穴位按揉100次，按揉时手指要有一定力度。

其他疗法

1. 艾灸疗法

操作方法：取艾条在神门穴附近熏烤，以皮肤潮红为度，但以可以耐受为宜。每次20分钟，每日1次或者隔日1次。

2. 耳穴按摩

操作方法：参照耳穴示意图（图见P261），查找皮质下、交感、心、脾、肾、内分泌、神门，每次按摩选取3个穴位，以重度刺激强度揉按20分钟，每日1次或者隔日1次。

3. 百合莲子粥

原料：干百合、带芯莲子、冰糖各30克，大米100克。

制法：带芯莲子水中泡发，干百合、大米洗净。向锅中放入适量水，加入干百合、带芯莲子、大米煮粥，待粥将成时加入冰糖调味，继续煮至粥成即可。

功效：清热养阴，润肺安神，适合失眠多梦伴心火旺盛、焦虑烦躁者食用。

◈ 生活提示 ◈

1. 喜怒有节，解除忧思焦虑，保持精神舒畅。

2. 睡眠环境宜安静，睡前避免饮用浓茶、咖啡等刺激性饮品。

3. 不要熬夜，晚上11点至凌晨3点是肝胆的最佳排毒时间，需熟睡，养成良好的睡眠习惯。

4. 经常食用红枣、薏米、玉米、小米等，可以补气血、调理失眠。

5. 睡前可以用热水泡脚，直至额头有些许虚汗为佳，可促进血液循环，改善睡眠质量。但糖尿病、重症病人等不宜泡脚的人不要尝试。

6. 适当运动，如太极拳、瑜伽、慢跑、游泳等比较和缓的有氧运动。

惊 悸

惊悸是指人自觉心悸不宁、心慌不安，甚至不能自主的病证，是由七情不节累及于心所导致的以惊悸为主要表现的疾病，相当于现代医学的心脏神经官能症。惊悸多由外因引起，好发于年轻人，尤以女性为多。

⚜ 点按选穴 ⚜

选穴：神门、内关、心俞。

解析：神门穴可补益心气、镇静安神，配伍心俞、内关穴可以调理心经气血、宁心安神、定悸止惊。如果出现善惊易恐、神疲乏力、气短少言，静卧休息症状可缓解，可以加胆俞、阳陵泉、足三里穴。胆俞穴补益胆气，配伍足三里、阳陵泉穴能益心气、助胆气。如果有心血不足的表现，则可以加足三里、三阴交穴调补脾胃。如果出现头晕目眩、咳吐黏痰、形寒肢冷，可以加膻中、气海、丰隆、足三里穴，振奋心阳、健脾祛痰。

点按方法：将拇指或食指的指腹按在穴位上，用手指做顺时针或逆时针揉动按压。每个穴位按揉 100 次，按揉时手指要有一定力度。

⚜ 其他疗法 ⚜

1. 耳穴压豆法

操作方法：参照耳穴示意图（图见 P261），找到心、交感、皮质下、小肠，用王不留行籽通过小胶布粘在耳穴部位上，然后用中等刺激强度按压耳穴，每次按压 20 分钟，隔日换 1 次，两耳交替。

2. 远志莲粉粥

原料：远志 30 克，莲子 15 克，粳米 50 克。

制法：远志泡去芯、皮，与莲子研为粉。粳米淘洗干净，放入锅中加水熬粥，粥成时加入远志、莲子粉，再煮 1~2 沸即可。

功效：有补中、益心志、聪耳明目等功效，适用于惊悸、怔忡、失眠者食用。

❀ **生活提示** ❀

1. 一定要注意休息，避免重体力劳动。

2. 保持心情舒畅，避免大喜大悲。

3. 定期做心电图、24 小时动态心电图、超声心动等相关检查，避免贻误病情。

支气管炎

支气管炎是指气管、支气管黏膜及其周围组织的慢性非特异性炎症。主要致病原因为病毒和细菌的反复感染。气温下降、呼吸道小血管痉挛缺血、防御功能下降、烟雾粉尘、大气污染、吸烟都会引发感染。另外，它与过敏因素也有一定关系。

中医学认为，急性支气管炎属于外感咳嗽，慢性支气管炎属于内伤咳嗽。常见类型有痰湿咳嗽、风寒咳嗽、风热咳嗽、燥热伤肺 4 种。痰湿咳嗽表现为久咳痰多、痰稀白易出、胸闷气短；风寒咳嗽表现为受风寒后咳嗽、痰白稀、鼻塞流涕、怕寒发热等；风热咳嗽表现为咳嗽痰多、咽痛、口渴、发热怕风等；燥热伤肺型咳嗽表现为干咳无痰、鼻咽干燥。

❀ **点按选穴** ❀

选穴：列缺、太渊、太白、丰隆、合谷。

解析：太白穴可以健脾化湿，理气和胃。太渊穴可以补益肺气，止咳化痰。丰隆穴可以化痰定喘，宁心安神。配伍合谷、列缺穴可以散风祛邪，宣肺解表，加强止咳功效。畏寒、得热症状缓解者，可加风门、大杼穴。发热者，可加曲池、大椎穴。咽喉肿痛者，可以加少商、商阳穴。若出现面红目赤、急躁易怒，可以加阳陵泉穴。若出现腰膝酸软、倦怠乏力，可加膏肓、照海穴，以益肾阴、清虚热。

点按方法：每个穴位按揉100次，力度要在病人可承受范围内尽量重一些。

❧ 其他疗法 ❧

1. 冷水洗脸法

操作方法：每天至少用冷水洗2次脸，每次保持4分钟以上，可以大大加强抗寒能力和对疾病的抵抗力。

2. 百合荸荠粥

原料：鲜百合30克，荸荠、大米各100克，蜂蜜适量。

制法：百合去杂洗净，撕成小片；荸荠洗净去皮，切成小块；大米淘洗干净。锅中倒入适量水，放入大米煮至八成熟，再加入百合、荸荠熬煮成粥，关火，待温热时调入蜂蜜即可。

功效：百合润肺止咳，养阴清热，清心安神；荸荠清热止渴，利湿化湿，解毒；蜂蜜清热解毒，润燥补中，止痛，与大米煮粥共奏滋阴润肺、养心安神之效，对于秋季常复发的慢性支气管炎、咳嗽痰多有效。

❧ 生活提示 ❧

1. 病人有全身症状时，应注意休息和保暖。

2. 流行性感冒者，如有急性支气管炎的表现，则应用抗流感的治疗措施。

3. 为了减少对气管的刺激，病人应积极戒烟，且拒绝接触二手烟。

4. 保持良好的家庭环境卫生，室内空气流通新鲜，有一定湿度，控制和消除各种有害气体和烟尘。

5. 适当进行体育锻炼，增强体质，提高呼吸道的抵抗力，防止上呼吸道感染，避免吸入有害物质及过敏原，可预防或减少本病发生。

6. 注意气候变化，严冬季节或气候突然变冷时，要及时增加衣服，不要由于受凉而引起感冒。冬季室内的温度以在18℃~20℃为宜。

支气管哮喘

支气管哮喘又称哮喘，是一种常见的反复发作性疾病，多因感受外邪风寒、风热引起，导致反复发作的喘息、气促、胸闷和咳嗽等症状，强度随时间变化。本病多在夜间和清晨发作、加剧，多数可自行缓解或经治疗缓解。

中医学认为，支气管哮喘有实证、虚证之分。实证表现为感受风寒，咳嗽喘息、咯吐稀痰、畏寒无汗、头痛，或感受风热，咯吐黄黏痰、胸中烦闷、胸胁疼痛、身热口渴；虚证病情迁延已久，气短、呼吸急促，言语无力，动则汗出。

点按选穴

1. 实证

选穴：定喘、列缺、尺泽、合谷、膻中。

解析：列缺穴配伍合谷穴可以宣肺解表，散风祛邪。尺泽穴可用于肺气上逆的咳嗽，定喘穴为临床止咳定喘经验效穴，配伍膻中穴可以加强理气化痰、降气平喘的功效。如果出现形寒肢冷，可配伍风门、肺俞穴；若出现发热头痛，可配伍大椎、曲池穴；若出现面红耳赤、急躁易怒，可配伍太冲穴。

点按方法：将拇指或食指的指腹按在穴位上，用手指做顺时针或逆时针揉动按压。每个穴位按揉 100 次，按揉时手指要有一定力度。

2. 虚证

选穴：肺俞、定喘、膏肓、太渊、足三里。

解析：定喘穴可以止咳定喘，肺俞穴可以补益肺气，膏肓穴联合肺经上的太渊穴可以补益肺气，足三里穴可以补虚益气。

点按方法：将拇指或食指的指腹按在穴位上，用手指做顺时针或逆时针揉动按压。每个穴位按揉 100 次，按揉时手指要有一定力度。

其他疗法

1. 蒲公英车前草足浴方

原料：蒲公英 100 克，车前草、鱼腥草各 50 克，苏子 30 克，地龙 20 克。

制法：以上药材加适量水放入锅中，煎煮 20 分钟，去渣取汁，将汁液与开水一起倒入浴盆中，先熏蒸，后泡脚。每次 30 分钟，每晚 1 次，10 天为 1 个疗程。

功效：清热宣肺、化痰平喘，适合热痰所致哮喘者使用。

2. 紫薯银耳汤

原料：紫薯 1 个，百合 20 克，银耳 15 克，冰糖 10 克。

制法：百合洗干净，撕成小瓣，浸泡在清水中；银耳放入冷水中泡发，去除杂质，撕成块状；紫薯去皮，洗干净，切成小丁。将银耳放入锅中，加入适量清水，武火煮沸后，文火炖 90 分钟，加入紫薯、百合、冰糖，煮 5 分钟即可食用。

功效：养肺润肺，适合哮喘病人食用。

生活提示

1. 消除病因和诱发因素。
2. 防治合并存在的疾病，如过敏性鼻炎、反流性食管炎等。

3. 适当运动，增强抵抗力。

4. 经常检查吸入药物的使用是否正确和对医嘱的依从性。

胃 炎

胃炎是各种原因引起的胃黏膜炎症，为最常见的消化系统疾病之一。按临床发病的缓急，一般可分为急性胃炎和慢性胃炎两大类型。急性胃炎根据其病理改变又可分为单纯性、糜烂出血性、腐蚀性、化脓性胃炎等；慢性胃炎根据其病理改变可分为非萎缩性、萎缩性和特殊性胃炎。胃炎的临床表现为胃中隐隐作痛或者冷痛，喝热水或热粥后会缓解，不欲饮食，厌食油腻，或有恶心呕吐等症状。

胃炎属于中医学"胃脘痛""痞满""吞酸""嘈杂""纳呆"等范畴，大多是因为长期情志不遂、饮食不节、劳逸失常等，导致肝气郁结、脾失健运、胃脘失和，日久中气亏虚，从而引起的各种症状。

点按选穴

选穴：中脘、内关、公孙。

解析：中脘穴可以疏通胃气，行气止痛。内关穴配伍公孙穴可以宽胸解郁，加强止痛功效。如果疼痛剧烈，可以配伍梁丘穴；如果出现胸胁胀痛，可以配伍阳陵泉穴；如果出现气闷不舒，可以配伍膻中穴。

点按方法：每个穴位点按 100 次，点按时手指要有一定力度，但总体以可以耐受为宜。

其他疗法

1. 拔罐疗法

操作方法：选择在上腹部和后背的位置拔火罐，可先点按上述穴位后再在点按的穴位上拔罐，效果更好。每日 1 次，适合有寒象的胃炎病人。

2. 山楂神曲粥

原料：山楂 60 克，神曲 20 克，粳米 40 克，红糖适量。

制法：山楂、神曲洗净，放入纱布包中封口；粳米淘洗干净。向锅中倒入适量水，放入纱布包煎煮 30 分钟，捞出纱布包，放入粳米继续熬煮成粥，粥成时加红糖调味即可。

功效：健脾和胃、消食导滞，适合消化不良的慢性肠炎病人食用。

生活提示

1. 注意饮食规律，定时定量，避免暴饮暴食，每日三餐营养均衡。

2. 避免各种刺激性饮食，如烈性酒、浓咖啡、浓茶、生蒜等。同时避免食用过硬、过软、过辣、过冷、过热、过于粗糙的食物。进食要细嚼慢咽，这样能使食物充分与唾液混合，以助消化，减少对胃的刺激。

3. 食物宜营养丰富，富含多种维生素，少糖类和蛋白质，对酸性食物也应少食。

4. 胃炎病人应戒烟。吸烟影响胃黏膜的血液供应及胃黏细胞的修复与再生，并可引起胆汁反流入胃，致使胃炎加重。

5. 胃痛时，尽量把腰带松开，平时也尽量穿舒适宽松的衣服，以避免腹部受压。晚上经常出现胃酸反流者，最好采用右侧在上、左侧在下的睡姿，同时把头部垫高，这样即可避免胃酸反流。经常胃痛者不要在激烈运动前后进食，以防胃部负荷过重，诱发胃炎，如果急着去运动，则宁可饿肚子，也不要饱食。

胃下垂

胃下垂是由于膈肌悬吊力不足、支撑内脏器官的韧带松弛，或腹内压降低、腹肌松弛，导致站立时胃大弯抵达盆腔、胃小弯弧线最低点降到髂嵴连线以下。临床常见症状为腹部有胀满感、沉重感、压迫感，多为持续性隐痛。常于餐后发生，与食量有关，进食量越大，疼痛时间越长，疼痛也较重。此外，疼痛也与活动有关，饭后活动往往会使疼痛加重。由于胃下垂的多种症状长期折磨病人，使其精神负担过重，因而会产生失眠、头痛、头昏、迟钝、抑郁等神经精神症状，甚至还可能有低血压、心悸以及站立性昏厥等表现。

点按选穴

选穴：气海、百会、关元、足三里、胃俞。

解析：足三里穴可以疏通胃气、行气止痛，关元穴为人身元阴元阳关藏之地，能培补元气、调经止带，二者配伍使用能够升提胃气。气海穴可以温阳益气、调经固精，百会穴能够补益阳气，二者配伍胃俞穴可以加强补益胃气的功效。

点按方法：取仰卧位，用中等刺激强度，每个穴位揉按 20~30 分钟，以可以耐受为度。

其他疗法

1. 耳穴压豆法

操作方法：参照耳穴示意图（图见 P261），在胃肠区按压，寻找敏感点，在该处上用王不留行籽埋豆，每次重度刺激 5 分钟，每日 1 次或者隔日 1 次。

2. 艾灸疗法

操作方法：在气海、关元、足三里、胃俞穴施灸，至皮肤潮红。

3. 卧位呼吸疗法

操作方法：取仰卧位，臀部适当垫高或将床脚垫高 5 厘米，先吸再呼，停闭，重复进行 20 次，每日起床时和每晚临睡时练习，对治疗胃下垂有很好的疗效。

生活提示

1. 少食多餐。每次用餐量宜少，但次数可以增加，以每日 4 ~ 6 餐为宜。

2. 细嚼慢咽。胃下垂病人的胃壁张力较低，细嚼慢咽有利于消化吸收和增强胃蠕动，促进排空速度，缓解腹胀不适。

3. 食物细软。食物应细软、清淡、易消化。主食以软饭为佳，如面条要煮透煮软，副食要剁碎炒熟，少吃生冷蔬菜。但鱼肉不可过熟，因为鱼肉在半生不熟时最嫩、最易消化，对胃的负担最小。

4. 减少刺激。刺激性强的食物、饮品，如辣椒、姜、酒精、咖啡、可乐及浓茶等，可使胃下垂病人的反酸、烧心症状加重，影响病情改善，故而这些食物应尽量少食用。可少量饮些果酒和淡茶，有利于减缓胃下垂的发生与发展。

5. 防止便秘。日常饮食中多搭配些富含维生素和纤维素的水果、蔬菜，可以促进胃肠蠕动，防止便秘发生。此外，清晨喝杯淡盐水或睡前喝杯蜂蜜麻油水，也可以缓解和消除便秘。

胃及十二指肠溃疡

　　胃及十二指肠溃疡是我国人群中的常见病、多发病之一，是消化性溃疡的常见类型。其好发于气候变化较大的冬春两季，男性发病率明显高于女性，与胃酸分泌异常、幽门螺杆菌感染、非甾体抗炎药、生活及饮食不规律、工作及外界压力、吸烟、饮酒以及精神心理因素密切相关。其主要临床表现为上腹部疼痛，可为钝痛、灼痛、胀痛或剧痛，也可表现为仅在饥饿时隐痛不适。典型者表现为轻度或中度剑突下持续性疼痛，可通过制酸剂或进食缓解。临床上约有 2/3 的疼痛呈节律性，即早餐后 1~3 小时开始出现上腹痛，如不服药或进食则要持续至午餐后才缓解，至食后 2~4 小时又开始疼痛，进餐后可缓解。约半数病人有午夜痛，常可痛醒。节律性疼痛大多持续数周，随后缓解数月，可反复发生。

点按选穴

　　选穴：中脘、足三里、内关、公孙、梁丘、天枢。

　　解析：中脘穴配伍足三里穴，可以疏通胃气，行气止痛。内关穴配伍公孙穴可以宽胸解郁，加强止痛功效。梁丘穴可以和胃消肿止痛，是治疗溃疡要穴。天枢穴可以治疗腹痛肠鸣。

　　点按方法：取仰卧位，用手指以中等刺激强度揉按 20 分钟左右为宜。饱餐后或空腹时不宜揉按，具体强度以病人耐受为宜。

其他疗法

　　1. 二姜粥

　　原料：高良姜、干姜各 10 克，大米 100 克。

制法：大米淘净放入锅中，加水熬煮成粥，快熟时加入高良姜和干姜，再煮 1~2 沸即可，温热服食。

功效：散寒止痛，适合寒邪犯胃导致的胃及十二指肠溃疡病人食用。

2. 莲藕梨汁

原料：莲藕 100 克，大鸭梨 1 个。

制法：将莲藕、大鸭梨分别洗净，切丁榨汁，然后搅拌均匀空腹饮用，每日 1 次，连服 3 天。

功效：泻胃火，对于胃及十二指肠溃疡有一定的缓解作用，同时可以缓解相关疾病所致的胃脘灼热疼痛、口臭、牙龈出血等症状。

◈ 生活提示 ◈

1. 戒除不良生活习惯，减少烟、酒、辛辣食物、浓茶、咖啡及某些药物的刺激，对溃疡的愈合及预防复发有重要意义。

2. 保持充足的睡眠、适度的运动，消除过度的紧张也是非常有必要的。

急性肠胃炎

急性胃肠炎是胃肠黏膜的急性炎症，临床主要表现为恶心、呕吐、腹痛、腹泻、发热等。本病常见于夏秋季节，多由于饮食不当、暴饮暴食，或食入生冷腐馊、秽浊不洁的食物引发。急性肠胃炎引起的轻型腹泻一般状况良好，每天大便在 10 次以下，呈黄色或黄绿色、少量黏液或白色皂块，粪质不多，有时呈"蛋花汤样"；较重的腹泻，每天大便可有数次至数十次，呈大量水样便、少量黏液，同时伴有恶心呕吐、食欲不振，有时呕吐出咖啡样物等症状。如出现低血钾，可有腹胀、全身中毒症状；如出现不规则低热或高热，可导致烦躁不安，进而精神不振、意识蒙眬，甚至昏迷。

点按选穴

选穴：天枢、阴陵泉、上巨虚。

解析：天枢穴可以治疗腹痛肠鸣。阴陵泉穴可以通调脾经经气，健脾利湿。上巨虚穴可以通调胃肠气机。诸穴合用可以调节胃肠之气，把小便疏导通利，令大便转实。如果出现发热，可加内庭、商阳穴。

点按方法：将拇指或食指的指腹按在穴位上，用手指做顺时针或逆时针揉动按压。每个穴位按揉100次，按揉时手指要有一定力度。

其他疗法

1. 火罐疗法

操作方法：取平卧位，选天枢、关元、足三里、上巨虚、下巨虚穴，先点按10分钟，然后在上述穴位上拔罐。每日1次，效果显著。

2. 艾灸疗法

操作方法：取平卧位，在神阙穴（肚脐）处平撒稀食盐，略高于或平行于腹面，在盐层上放一片生姜片，上方放置点燃的艾柱，一般用3壮即可，每日1次或者隔日1次，收效良好。如果觉得灼痛，可以把艾柱向周围稍移动。

生活提示

1. 严把食物卫生关是预防急性肠胃炎的关键；搞好饮食、饮水卫生和粪便管理，大力消灭苍蝇，是预防该病的根本措施。冰箱内的食品要生熟分开，进食前要重新烧熟、烧透。

2. 饭前便后要洗手，蔬菜瓜果生吃前要消毒，外出度假要选择干净卫生的饭店。

便 秘

便秘是临床常见的复杂症状，主要是指排便次数减少，粪便量减少，粪便干结，排便费力等。是否便秘必须结合粪便的性状、本人平时的排便习惯和排便有无困难等因素综合判断。临床常表现为便意少、排便次数少，排便艰难、费力，大便干结，排便不净感，伴有腹痛或腹部不适。

中医学认为，便秘有热秘、虚秘之分。热秘者，常见大便干结，腹部胀痛、按之有块，排气频频但是难以解出，同时烦热口渴、面红耳赤，偶尔伴有头疼；虚秘者，则感觉腹中无胀痛、有便意，但就是排不出，即使排出，便质亦松散如糟粕，同时汗多、少气、神疲乏力、面色苍白、头晕眼花。

点按选穴

1. 热秘

选穴：合谷、曲池、上巨虚。

解析：合谷、曲池穴为大肠经上的穴位，可以清除大肠之热，保阴津，配伍上巨虚穴可以通调大肠气机、促进排便。

点按方法：以可以耐受为度，每个穴位点按20～30分钟。

2. 虚秘

选穴：脾俞、胃俞、大肠俞、三阴交、足三里、关元。

解析：脾俞、三阴交穴配伍胃俞、足三里穴可以鼓舞中气、生化气血。关元穴可以补益下焦元气，配伍大肠俞穴能助排便。

点按方法：以可以耐受为度，每个穴位点按20～30分钟。

其他疗法

1. 耳穴按摩

操作方法：参照耳穴示意图（图见 P261），在大肠下段用王不留行籽埋豆。点按重刺激，每日 1 次，每次 20 分钟，以耐受为度。

2. 腹部按摩法

操作方法：从右下腹开始进行顺时针按摩，每天 2 ~ 3 次，每次 10 ~ 20 圈。

3. 土豆海带丝汤

原料：土豆 1 个，海带、干辣椒、盐、味精各适量。

制法：海带放入冷水中泡发，洗净、切丝，放入沸水中焯过；土豆洗净，去皮切丝，放入清水中浸泡。油放入炒锅中烧热，加干辣椒爆香，加土豆丝翻炒片刻，加海带丝、适量清水，武火烧至土豆和海带熟，加盐、味精调味即可。

功效：海带是碱性食物，可以促进人对钙的吸收，它所含的可溶性膳食纤维藻胶具有吸收水分，使大便软化，从而促进排便的作用。不过海带食用过量会引发甲状腺功能亢进。此外，海带性寒，脾胃虚寒者也要少食用。

生活提示

1. 调整饮食结构。饮食三餐定时定量，主食不要太过精细，要多吃些粗粮和杂粮，同时要摄取足够的水分，使肠道得到充足的水分以利于肠内容物通过。

2. 养成良好的排便习惯，要规律，不要拖延。建议每天早晨去厕所蹲 5 分钟左右，经过一段时间便可建立正常的排便习惯。因为结肠运动有一定的规律性，早晨起床后人由平卧转变为起立，结肠会发生直立反射，推动粪便下移进入直肠，引起排便反射。

3. 积极锻炼身体。散步、跑步、深呼吸、练气功、打太极拳、转腰抬腿等，都可以加强胃肠活动以增加食欲，同时使膈肌、腹肌、肛门肌得到锻炼，提高排便动力，预防便秘。

4. 及时治疗有关疾病。过敏性结肠炎、大肠憩室炎、结肠肿瘤、结肠狭窄、甲状腺功能低下、糖尿病、子宫肌瘤以及铅、汞等金属中毒均可能会导致便秘，及时消除这些因素，从根本上消除便秘问题。

高血压

高血压是以体循环动脉血压增高为主要特征（收缩压≥140mmHg，舒张压≥90mmHg），同时伴有心、脑、肾等器官的功能或器质性损害的疾病，是最常见的慢性病，也是心、脑血管病最主要的危险因素。高血压的致病因素比较复杂，目前认为多为基因遗传所致。调查显示，大约60%的高血压病人有家族史，30%～50%的高血压病人有遗传背景。此外，长期的精神紧张、激动、焦虑，受噪声或不良视觉刺激等也会引起高血压的发生。膳食结构不合理，如过多的钠盐、低钾饮食，大量饮酒，摄入过多的饱和脂肪酸等均可使血压升高。吸烟可加速动脉粥样硬化的过程，同样是高血压的危险因素。避孕药、激素药、消炎止痛药等药物也会在一定程度上影响血压。

高血压的症状因人而异。早期可能无症状或症状不明显，常见头晕、头痛、颈项发紧、疲劳、心悸等，多在劳累、精神紧张、情绪波动后出现血压升高，休息后恢复正常。随着病程延长，血压明显持续升高，逐渐出现各种症状，此时被称为缓进型高血压病，常见的临床症状有头痛、头晕、注意力不集中、记忆力减退、肢体麻木、夜尿增多、心悸、胸闷、乏力等。

高血压的症状与血压水平有一定关联，多数症状在紧张或劳累后可加重。清晨活动后血压也会迅速升高，出现清晨高血压，导致心脑血管事件多发生在清晨。

点按选穴

选穴：少商、曲池、足三里、三阴交、风府、风池。

解析：点按风府、风池穴可以降低血压。少商穴可以清热、开窍、镇静，配伍曲池穴可以增强降压功效。足三里、三阴交穴能够调节人体阴阳、调畅胃气。

点按方法：将拇指或食指的指腹按在穴位上，用手指做顺时针或逆时针揉动按压。每个穴位按揉100次，按揉时手指要有一定力度。

其他疗法

1. 夏枯草枸杞足浴方

原料：夏枯草100克，枸杞叶150克。

制法：将夏枯草和枸杞叶放入锅中，加适量水，煎煮30分钟，去渣取汁，将汁液倒入盆中，加适量开水，先熏蒸后泡脚。每次35分钟左右，每日1次，20日为1个疗程。

功效：平肝泻火，清热安神，能在一定程度上缓解高血压。

2. 芹菜汁

原料：新鲜芹菜250克。

制法：将芹菜洗净，用开水烫2分钟。然后将烫好的芹菜切碎榨汁。每次服用1小杯，每日2次。

功效：平肝清热，除烦消肿，解毒宣肺，降低血压。常吃芹菜，尤其是芹菜叶，对预防高血压、动脉粥样硬化等都有益，并有辅助治疗的作用。

1. 高血压病人一定要注意饮食，以低热量、低脂肪、清淡为主。忌食肥肉，忌食高胆固醇食物，如蛋黄、动物内脏、鱼子、虾、蟹黄、墨鱼等，忌食盐过量。

2. 养成良好的生活习惯，最好戒烟、戒酒。

尿失禁

尿失禁是指由于膀胱括约肌损伤或神经功能障碍而丧失排尿自控能力，使尿液不自主地流出的一种疾病。

尿道上裂，女性生产时的创伤，骨盆骨折，成人行前列腺手术、尿道狭窄修补术等都会引起尿失禁。尿失禁按照症状可分为充溢性尿失禁、无阻力性尿失禁、反射性尿失禁、急迫性尿失禁及压力性尿失禁5类。充溢性尿失禁是由于下尿路有较严重的机械性（如前列腺增生）或功能性梗阻引起尿潴留，当膀胱内压上升到一定程度并超过尿道阻力时，尿液不断地自尿道中滴出。反射性尿失禁是由完全的上运动神经元病变引起，排尿依靠脊髓反射，病人不自主地间歇排尿，排尿没有感觉。急迫性尿失禁可由急性膀胱炎等强烈的局部刺激引起，病人有十分严重的尿频、尿急症状，常由于强烈的逼尿肌无抑制性收缩而发生尿失禁。压力性尿失禁是当腹压增加，如咳嗽、打喷嚏、上楼梯或跑步时即有尿液自尿道流出。

点按选穴

选穴：行间、太溪、膀胱俞、中极、下髎。

解析：膀胱俞穴可以清热利湿、利尿止痛，中极穴可以利尿通淋，两穴合用可以利小便、止疼痛、振奋膀胱经经气。下髎穴可以清利湿热、通调二便。行间穴配伍太溪穴可以补益肾阴泻肾火，促进尿液排出。以上穴位联合使用可以提升盆底肌的张力，从而改善膀胱的功能。

点按方法：将拇指或食指的指腹按在穴位上，用手指做顺时针或逆时针揉动按压。每个穴位按揉 100 次，按揉时手指要有一定力度。

其他疗法

1. 缩阴运动

操作方法：每日进行 45～100 次紧缩肛门及阴道运动，每次 5 秒。

2. 平躺运动

操作方法：平躺在床上，进行仰卧起坐运动 2 组，每组 20 次，之后进行快捷而有规律的伸缩双腿运动，每日 3 组，每组 20 次。

生活提示

1. 肥胖者应适当减肥，消瘦体弱者应增加营养和体育锻炼，增强体质。

2. 保持大便通畅，避免用力而增加腹压，同时提倡蹲式排便，有益于盆底肌张力的维持或提高；少憋尿，排小便时不要用腹部力量；打喷嚏、咳嗽、提重物或弹跳时，应事先紧缩括约肌，以免尿液外漏。

3. 养成良好的排尿习惯，先在短时间内固定去排尿，再慢慢延长，可有效改善尿失禁症状。

4. 要避免饮酒，少喝咖啡及葡萄柚汁，戒烟；控制水分的摄入，尤其是睡前。

5. 保持会阴区和足部温暖，避免饮用冷饮及食用刺激性食品。

尿潴留

尿潴留是指膀胱内充满尿液而不能正常排出。常见原因是各种器质性病变造成尿道或膀胱出口的机械性梗阻，如尿道病变有炎症、异物、结石、肿瘤、损伤、狭窄以及先天性尿道畸形等。

急性尿潴留发病突然，膀胱内充满尿液不能排出，胀痛难忍，辗转不安，有时从尿道溢出部分尿液，但不能减轻下腹部疼痛。慢性尿潴留多表现为排尿不畅、尿频，常有尿不尽感，有时有尿失禁。少数病人虽无明显慢性尿潴留梗阻症状，但往往已有明显的上尿路扩张、肾积水，甚至出现尿毒症症状，如身体虚弱、贫血、呼吸有尿臭味、食欲缺乏、恶心呕吐、贫血等。

点按选穴

选穴：膀胱俞、中极、行间、太溪、下髎。

解析：膀胱俞穴可以清热利湿、利尿止痛，中极穴可以利尿通淋，配伍使用可以利小便、止疼痛、振奋膀胱经经气。下髎穴清利湿热、通调二便。行间穴配伍太溪穴可以补益肾阴，泻肾火，促进尿液排出。

点按方法：将拇指或食指的指腹按在穴位上，用手指做顺时针或逆时针揉动按压。每个穴位按揉100次，按揉时手指要有一定力度。

其他疗法

穴位贴敷法

操作方法：取白矾适量，研磨成细粉，加小麦面粉或者大葱，贴于神阙穴，收效良好。

生活提示

1. 保持平和的心态，减少焦虑、紧张情绪，积极配合医生治疗，并进行自我调节，如放松全身肌肉、听音乐等。

2. 可以通过吹口哨、听流水声等诱导排尿，并调整排尿的体位和姿势，找到适合自己现状的排尿姿势。

3. 可以关闭洗手间门窗，创造隐蔽的排尿环境，从而减轻排尿的心理负担，安心排尿。

休　克

休克是人体遭受强烈的致病因素侵袭后，由于有效循环血量锐减，组织血流灌注显著减少，致全身微循环功能不良，生命重要器官严重障碍的病理过程。休克根据病因不同，可分为低血容量性休克、血管扩张性休克和心源性休克3种类型。其中低血容量性休克包括失血性休克、烧伤性休克和创伤性休克；血管扩张性休克包括感染性休克、过敏性休克和神经源性休克。

休克早期会出现轻度兴奋征象，如意识尚清，但烦躁焦虑、精神紧张、面色皮肤苍白、口唇甲床轻度发绀、心率加快、呼吸频率加快、冒冷汗、血压下降、脉压缩小、尿量减少；休克中期病人有烦躁、意识不清、呼吸表浅、四肢温度下降、心音低钝、皮肤湿冷、尿少或无尿的症状；休克晚期，则会出现多器官功能衰竭。

点按选穴

选穴：水沟、内关、太冲、合谷、膻中、膈俞、血海、十二井穴。

解析：内关穴配伍水沟穴可以醒神开窍、清脑、调节人体气血阴阳。合谷、太冲穴可以疏通人体气血，配伍膻中穴可以疏肝解郁、调理气机。十二井穴可以泄热启闭，重度刺激有很好的清除热毒的作用。膈俞、血海穴可以调补冲任、养血。

点按方法：由于休克属于急症，在点按的过程中以重度刺激为主，若热象明显，则点按过程中可以采取刺络放血疗法，效果更为明显。

其他疗法

急救措施

操作方法：让休克病人取平卧位，下肢略抬高，以利于静脉血回流。如有呼吸困难可将其头部和躯干抬高一点，以利于呼吸；如有呕吐等情况，让其保持侧卧的姿势以避免呛咳。与此同时，对于体温过低的休克病人要盖上被、毯；对于伴有高热的感染性休克者，要给予降温。随后，立刻拨打急救电话，将病人送医治疗。

生活提示

1. 低血糖、低血压病人应避免长久站立和长期卧床。

2. 戒酒戒烟，养成良好的生活习惯。

3. 增加盐和水的摄入量，使用弹力袜和弹力腹带，随身携带折叠椅。

4. 锻炼腿和腹部肌肉也有帮助。

中暑

中暑是指长时间在高温环境或在炎热环境中进行体力活动，引起机体体温调节功能紊乱所致的一组临床症候群，以高热、皮肤干燥以及中枢神经系统症状为特征。

点按选穴

选穴：大椎、曲池、曲泽、十二井穴、内庭。

解析：大椎穴为诸阳之会，可以振奋阳气以退热。曲池穴可以泄头面之热。内庭穴为胃经上的穴位，可以泄胃热。曲泽穴合于十二井穴可以清血热，开心窍。

点按方法：点按时受术者采取坐位，施术者用重刺激强度点按上述穴位，1日2次，但以受术者耐受为度。十二井穴除了重按之外，刺络放血对于泄热效果更好。

其他疗法

刮痧疗法

操作方法：用光滑平整的汤匙，或刮痧板更好，蘸食油或者清水，刮背脊两侧以及颈部、胸部、肋间、肩肘、腘窝等处，直至皮肤出现紫红色，且颜色不再加深为度。

生活提示

1. 衣着要凉爽，多饮水，保持口舌滋润、小便通畅。

2. 注意营养，不要随意忌口，无明显咳嗽者可多吃水果，尤其是西瓜，既能补充水分、糖分和维生素，又有清热的功效。

3. 注意大便通畅，常备藿香正气水。

弱精子症

弱精子症又称精子活力低下，指精液参数中前向运动的精子（a级和b级）小于50%，或a级（快速前向）运动的精子小于25%的病症。弱精子症是精子质量低下最主要的表现，常与其他的精液异常表现同时出现。根据国内文献报道，因精子活力低下而导致的男性不育约占30%。男性的附睾、输精管、精囊、前列腺等生殖道或生殖腺体发生的急慢性炎症，都会降低精子的运动能力。精子活力低下的病人临床可无明显的全身症状，若继发于前列腺炎、精囊炎、附睾炎及睾丸疾病，可出现相应的症状。有的精子活力低下者可见勃起功能障碍、性欲降低、畏寒肢冷、倦怠乏力、腰膝酸软等。治疗针对原发病进行，可采用中医辨证施治。

本病的起因多是由于静脉管壁发育不全或长时间增加腹压，例如工作中长时间坐立或行走、便秘、咳嗽等引起。精索静脉曲张会导致睾丸局部因静脉血液回流障碍而缺氧，以及静脉血中的代谢废物，例如前列腺素及5－羟色胺增高，引起精子活力低下。

此外，长期吸烟、酗酒等不良生活习惯可使烟中的尼古丁和酒中的酒精改变精液环境，长期的纵欲可导致病菌从尿道口潜入生殖系统出现感染，都会造成弱精子症。

点按选穴

选穴：关元、白环俞、神门、肾俞、三阴交、大陵穴。

解析：关元穴为人体元阴元阳关藏之地，能培补元气。肾俞穴可以益肾助阳，补益肾精，振奋肾经功能。白环俞穴可以固肾益精，振奋肾经阳气。神门穴与大陵穴可以清心泻火，配伍三阴交穴可以补益肾脏。

点按方法：点按时病人采取俯卧位，按完背部穴位，再采取仰卧位点按关元穴。中等刺激强度即可，以病人耐受为宜。

其他疗法

银耳姜鳖汤

原料：银耳15克，鳖1只，知母、天冬、女贞子、黄柏各10克，生姜、葱、盐各适量。

制法：银耳泡发，去蒂，撕块；生姜切片，葱切段；知母、天冬、女贞子、黄柏放入布袋，封口。鳖处理干净，放入锅内，加水、生姜片、葱段，武火煮沸后转文火煨至肉将熟，放入装着中药材的布袋，继续煮至鳖肉软烂，加盐调味即可。吃肉喝汤，每日1次，7天为1个疗程。

功效：补肾、填精，但在此期间要注意节制性生活。

生活提示

1. 矫正危险因素，如吸烟、酗酒、高血脂、肥胖、药物滥用等。

2. 调整心理状态，解除焦虑、紧张抑郁等。

3. 积极参加健康的体育活动以排除杂念，节制性欲，戒除频繁手淫，还要避免接触色情书刊影片。

遗　精

遗精在临床上分为梦遗和滑精。因梦而射精为梦遗，无梦或者清醒情况时精液自己滑出为滑精。一般成年未婚男性偶尔遗精属于正常现象，不能作为病态，若长期反复如此，便要引起警惕。据调查研究显示，长期足疗、被子太厚太重、内裤过紧、经常泡热水澡等，都容易导致遗精，因此在日常生活中，有遗精相关症状的男性一定要注意避免这些因素。

中医学认为，不正常遗精是肾虚不藏精、精关不固所致，经常遗精会导致心、肝、脾、肾等脏腑功能失调。其中，肾主封藏，贮藏五脏六腑的精气，长期频繁遗精会耗精伤肾，对男性健康不利。但现代医学认为，精液中的营养物质相对较少，对男性生理健康的影响有限，只是容易造成严重的心理负担，导致出现其他相关疾病。

点按选穴

选穴：关元、肾俞、神门、三阴交、大陵。

解析：关元穴为人体元阴元阳关藏之地，可以培补元气。肾俞穴可以益肾助阳，补益肾精，振奋肾经功能。神门穴与大陵穴可以清心泻火，配伍三阴交穴可以补益肾脏。

点按方法：点按时采取俯卧位，按完背部穴位，再采取仰卧位点按关元穴。中等刺激强度即可，以可以耐受为宜。

其他疗法

运动疗法

操作方法：（1）坐在床上，两腿向前平伸，脚尖朝天，自腰以上身体挺直，两手掌置于两膝盖。（2）两手握拳，将两拳缩回紧贴于左右肋下，肘尖尽量伸向后方。（3）两拳分开，掌心朝天，由两耳旁向上直托，类似举重物，两臂伸直，两眼仰视双手背。（4）低头弯腰，将两臂向前伸直，使手指碰到脚趾尖，注意两腿要伸直不可弯曲。（5）恢复为预备式，身体正坐，两手置于两膝盖。

每日晨起前及晚上就寝前各做1次，每次至少做30遍，可逐步增加至70遍。动作宜慢，每分钟5遍，持续2~3个月。

生活提示

1. 养成良好的生活起居习惯，保持心情舒畅，积极参加健康的体育活动，以排除杂念、节制性欲，戒除频繁手淫，避免接触色情书刊影片。

2. 防止过度疲劳及精神紧张。

3. 睡前可用温热的水洗脚，并搓揉脚底。

4. 睡眠时，养成侧卧习惯，被子不要盖得太厚太暖，内裤不宜过紧。

5. 在饮食上需要注意少食辛辣刺激性食物，戒烟、酒、咖啡。

口　臭

口臭也称为口气或口腔异味。造成口臭的原因通常有 3 种：一是食物残留在口腔中发酵，形成腐败物；二是口腔中有炎症，如牙周炎、牙龈炎等；三是中医所说的肠胃热、胃火旺。

中医将口臭分为肺胃郁热、胃肠郁热、心火亢盛、寒湿内蕴 4 种类型。肺胃郁热型多由火热之邪犯胃所致，除口臭外，兼有面赤身热、口渴饮冷、口舌生疮、牙龈肿痛、流脓出血、鼻干燥、咽部红肿疼痛、鼻涕色黄、苔少、舌红、脉细数。胃肠郁热型表现为口臭嗳气、牙龈肿胀出血、消谷善饥、大便秘结、舌红苔黄、脉滑数。心火亢盛型表现为口臭、口舌生疮、面赤口渴、心烦、小便赤涩、舌红苔黄、脉数。寒湿内蕴型表现为口臭、病程较长、口中津液盈满、口不渴、大便不调、脘腹胀满、舌体胖大、苔白厚腻、脉沉缓。

点按选穴 ◆

1. 肺胃郁热型

选穴：合谷、鱼际、列缺。

解析：外邪凝滞，肺胃郁热上攻导致口臭，合谷穴属阳主表，可以宣泄气中之热、升清降浊、疏风散表、宣通气血；鱼际穴可以清肺泻火，清宣肺气；列缺穴可以宣肺解表，通经活络，通调任脉。

点按方法：将拇指或食指的指腹按在穴位上，用手指做顺时针或逆时针揉动按压。每个穴位按揉 100 次，按揉时手指要有一定力度。

2. 胃肠郁热型

选穴：天枢、上巨虚、合谷、内庭、支沟、承山。

125

第三章　巧用点穴，轻松预防常见病

解析：天枢穴主疏调肠腑、理气行滞、消食，是腹部要穴；上巨虚穴适用于调肠和胃；合谷穴属阳主表，可以宣泄气中之热，升清降浊，疏风散表，宣通气血；内庭穴可清降胃火，通涤腑气；支沟穴可生风化阳；承山穴可运化水湿，固化脾土。

点按方法：将拇指或食指的指腹按在穴位上，用手指做顺时针或逆时针揉动按压。每个穴位按揉 100 次，按揉时手指要有一定力度。

3. 心火亢盛型

选穴：劳宫、大陵。

解析：劳宫穴可以调血润燥，安神和胃，通经祛湿，息风凉血；大陵穴燥湿生气。

点按方法：将拇指或食指的指腹按在穴位上，用手指做顺时针或逆时针揉动按压。每个穴位按揉 100 次，按揉时手指要有一定力度。

4. 寒湿内蕴型

选穴：脾俞、中脘、肾俞、关元、气海、足三里、丰隆。

解析：脾俞穴在背部，脾脏的湿热之气经此处外输膀胱经；中脘穴可温脾补肾；肾俞穴、关元穴可培元固本，补益下焦；气海穴可破血逐瘀；足三里穴可燥化脾湿，生发胃气；丰隆穴可沉降胃浊。

点按方法：将拇指或食指的指腹按在穴位上，用手指做顺时针或逆时针揉动按压。每个穴位按揉 100 次，按揉时手指要有一定力度。

生活提示

1. 养成重视口腔卫生的习惯，做到饭后漱口，早晚刷牙。

2. 饮食要有规律，多吃蔬菜水果，粗细搭配，不挑食，不偏食，不暴饮暴食。

3. 用芦根、薄荷、藿香煎液，或 1% 的双氧水，2% 的苏打水，2% 的硼酸水等，选择其中一种含漱，可减轻或消除口臭。

4. 及时治疗口腔、消化系统及呼吸道系统疾病，去除原发病。

单纯性肥胖

单纯性肥胖是指人体摄入的热量超过其消耗的热量，导致脂肪成分在体内积累过多而形成的肥胖。

中医学认为，单纯性肥胖是由内外因共同作用导致的。内因是先天禀赋不足、脾失健运，外因是过食肥甘、少劳多卧，致脾虚气弱、痰湿内生，或年长肾亏、阴阳失调、痰瘀内积，使浊邪内生、壅积体内，而致肥胖。因此中医上将单纯性肥胖分为肝郁气滞型、胃肠腑热型、脾肾气虚型、脾虚湿阻型 4 种常见类型。肝郁气滞型表现为形体肥胖、胸胁胀痛、烦躁、胃脘痞满、月经不调、失眠多梦、舌淡、苔薄白、脉弦。胃肠腑热型表现为形体肥胖、多食易饥、口苦咽干、大便干结、舌红苔黄、脉滑数。脾肾气虚型表现为形体肥胖、神疲嗜卧、形寒肢冷、腰膝酸软、颜面虚浮、舌淡胖、苔薄白、脉沉细无力。脾虚湿阻型表现为肥胖伴神疲乏力、肢体沉重、脘腹胀满、纳呆、舌淡、苔白腻、脉濡细。

点按选穴

1. 胃肠腑热型

选穴：曲池、上巨虚、内庭。

解析：曲池穴可以通经络，调气血，祛风湿，利关节，止痹痛；上巨虚穴可以调肠和胃；内庭穴可以清降胃火，通涤腑气。

点按方法：将拇指或食指的指腹按在穴位上，用手指做顺时针或逆时针揉动按压。每个穴位按揉 100 次。

2. 脾肾气虚型

选穴：胃、脾、交感、内分泌、饥点。

解析：以上反射区有清胃泻火、健脾益肾、益气补虚等功效。

点按方法：每个反射区按揉 100 次，以发热为度。

3. 脾虚湿阻型

选穴：肺、脾、神门、交感、内分泌、三焦。

解析：以上反射区有健脾补虚、祛湿破阻等功效。

点按方法：每个反射区按揉 100 次，以发热为度。

4. 肝郁气滞型

选穴：肝、胆（胰）、交感、内分泌、天枢、滑肉门、外陵均取双侧，下脘，石门。

解析：以上反射区及穴位有疏肝解郁、补气除滞等功效。

点按方法：每个反射区、穴位按揉 100 次，以发热为度。

其他疗法

1. 按摩疗法

操作方法：取仰卧，揉按前胸、腹部、双腿、臀部（配合应用减肥霜或减肥乳效果更好），之后着重按压曲池、太渊、足三里、关元等穴。每次 30 分钟。

2. 芸豆红豆粥

原料：芸豆、红豆各 30 克，粳米 100 克，盐适量。

制法：粳米、红豆分别淘洗干净，放入锅中，加水适量，中火熬煮至沸腾，转文火，放入芸豆，撒盐调味，继续煮至粥变得浓稠即可。

功效：红豆中富含皂苷，能提高体内脂肪分解的效率，而芸豆中的提取物腰豆素能抑制体内对糖类食物的吸收，能有效帮助减轻体重。

生活提示

1. 适当降低膳食热量。当摄入热量低于消耗热量，体内热量呈负平衡时，体脂便会逐步被分解，促使体重下降。因此应用低热食品代替高热食品，用家禽肉、瘦肉代替肥肉；用鸡蛋、牛奶、豆制品代替含糖、油脂多的点心。此外，巧克力、奶油冰激凌、糖果等应尽量少食或者不食。

2. 优先考虑消减主食。主食和肥肉一样，吃得过多会引起单纯性肥胖，所以单纯性肥胖者应优先减少主食的摄入，增加蔬菜、豆类、豆制品等的摄入，补充各种维生素。

3. 增加有氧锻炼。步行、慢跑、有氧操、舞蹈、自行车、游泳、跳绳、爬楼梯等都是适合单纯性肥胖者的运动方式。

4. 养成良好的生活习惯。合理搭配营养，避免边看电视边吃东西，不吸烟、不酗酒，保证充足的睡眠，保持情绪稳定等。

腰部肥胖症

腰部肥胖症，俗称"水桶腰"，多是因为长期久坐、缺乏运动等导致腰部脂肪堆积，可见于多种人群。据调查研究显示，有水桶腰的人发生动脉硬化、冠状动脉粥样硬化性心脏病、心肌梗死、高血压、脑卒中的概率比正常人高 2～3 倍。因此临床上所说的"腰围越宽，生命越短"绝不是危言耸听。当男性腹围大于 101 厘米，女性腹围大于 89 厘米时，腰部曲线会逐渐消失，近乎直线，腰部两侧肌肉坚实、肥厚，即可判定为腰围超标，这就提示需要即刻减肥了。

中医学认为，水桶腰主要分为肝肾阴虚、肠胃燥热、痰湿内阻 3 种类型。肝肾阴虚者形体肥胖，腰部肌肉丰满、赘肉较多，同时伴有头晕耳鸣、腰膝酸软、心烦少寐、五心烦热、女子月经不调等。肺胃燥热者形体肥胖、腰部圆润、消谷善饥、喜食辛辣及煎炸食物、烦渴喜饮冷水、口干咽燥、便秘。痰湿内阻者形体肥胖、腰型粗大、肌肉松弛下坠、胸痞腹胀、恶心呕逆、身重困倦、舌淡苔腻。

点按选穴

1. 肝肾阴虚型

选穴：中脘、天枢、梁门、带脉。

解析：以上穴位配伍使用可以滋阴补虚，养肝益肾。

点按方法：将拇指或食指的指腹按在穴位上，用手指做顺时针或逆时针揉动按压。每个穴位按揉 100 次。

2. 肺胃燥热型

选穴：中脘、气海、大横、带脉、大肠俞、太冲，内庭、厉兑。

解析：以上穴位配伍使用可以滋阴润肺，去除胃燥。

点按方法：将拇指或食指的指腹按在穴位上，用手指做顺时针或逆时针揉动按压。每个穴位按揉 100 次。

3. 痰湿内阻型

选穴：丰隆、合谷、带脉、章门、膏肓、大横。

解析：以上穴位配伍使用可以消痰除湿，疏通瘀阻。

点按方法：将拇指或食指的指腹按在穴位上，用手指做顺时针或逆时针揉动按压。每个穴位按揉 100 次。

其他疗法

1. 按摩疗法

操作方法：（1）取坐位，用双手手掌沿着第 1 腰椎棘突向下推擦至髂肌上缘，约 2 分钟，至局部发热。（2）用双手手掌从身体两侧肋弓缘向下推擦，至髂前上棘，约 2 分钟，至局部发热。（3）改为仰卧位，用单掌从腹部肋弓下缘推擦至脐下，先中间后两边，依次推擦全腰腹，约 5~10 分钟，至局部发热。（4）用双手拇指按压天枢、大横、带脉穴，力量由轻至重，直到最大耐受量，每穴按压 2 分钟左右。（5）改为俯卧位，用双手拇指点按三焦俞、肾俞、气海俞、大肠俞，力量由轻至重，每穴 2 分钟左右。每日 1 次或者隔日 1 次。20 次为 1 个疗程，每疗程间隔 10 天。

注意事项：操作时手法尽量重一些，否则难以达到效果。此外，本法不适合年老体弱病人，腰腹部半年以内做过手术者也不宜使用。为避免擦破皮肤，按摩时最好使用按摩膏、凡士林等。

2. 运动瘦身法

操作方法：（1）仰卧，上半身不动，双脚交叉，腹部用力。（2）双脚上举，与上身成直角，然后放下，反复做 10 次。（3）双手抱住双膝，将大腿紧贴腹部，然后复原，反复做 10 次。（4）双脚向上举，如同蹬自行车一样，左右脚前后转动。每天做 2 次，每次 10 分钟左右。

生活提示

1. 控制饮酒量。酒精有促进热量摄入、阻止体脂消耗的作用。

2. 多吃素食。平时应多吃素食，尤其是晚餐尽量全素饮食，这样做可以在接近睡眠的时间里使血液的黏稠度得以降低，让胃肠无忧。同时，丰富的纤维素可以促进人体的消化和排泄。

3. 注意控制每日摄取的总热量。主食和副食都要尽量少吃，多吃蔬菜。此外，酸奶与发酵的牛奶有助于改善肠道微生物环境，防止腹部隆起。

4. 吃饭要细嚼慢咽。细嚼慢咽可以让胃部充分地消化食物，适当地减少身体里的气体，让脂肪更少地囤积在腹部。

5. 加强体育锻炼。可进行有氧运动，多做仰卧起坐，并注意保持挺胸直腰。

腹部肥胖症

腹部肥胖症，俗称"啤酒肚"，多是因为长时间坐在办公、缺乏运动、睡眠质量差、饮食过量、工作压力大等导致腹部脂肪堆积。据调查研究表明，目前已经证实有 15 种以上导致死亡的疾病与啤酒肚有直接关系，其中包括心肌梗死、冠状动脉粥样硬化性心脏病、脑栓塞、乳腺癌、肝肾衰竭等。

中医学认为，啤酒肚主要有痰湿阻滞、胃火炽盛两种常见类型。鉴于啤酒肚不仅会影响美观，而且还会诱发多种疾病，所以有啤酒肚的人一定要及早摆脱它，以免影响健康。

点按选穴

1. 痰湿阻滞型

选穴：足三里、中脘、脾俞、胃俞、阴陵泉、丰隆。

解析：以上穴位可以祛除痰湿，消除阻滞。

点按方法：将拇指或食指的指腹按在穴位上，用手指做顺时针或逆时针揉动按压。每个穴位按揉 100 次。

2. 胃火炽盛型

选穴：天枢、合谷、曲池、梁门、足三里。

解析：以上穴位配伍使用可以降胃火，清胃热。

点按方法：将拇指或食指的指腹按在穴位上，用手指做顺时针或逆时针揉动按压。每个穴位按揉 100 次。

1. 刮痧

操作方法：用光滑平整的汤匙，或刮痧板更好，蘸食油或者清水，先刮背部夹脊穴，后刮腹部的气海、关元、天枢、大横穴，再刮下肢的血海、梁丘、足三里、丰隆、公孙穴，刮至出现痧痕为止。

2. 拍腹法

操作方法：每晚临睡前躺在床上或者每日早晚散步时空掌有力地拍打腹部，如同击鼓一样打出节奏，连续不断叩击，将腹部以下脂肪激活，加速其分解和消化。坚持数月，就会发现腹部越来越小。

◈ 生活提示 ◈

1. 坚持适宜的体育锻炼，合理膳食，节制饮食，减少脂肪和碳水化合物的摄入，多吃水果、蔬菜及粗纤维食物，不断地提高自身的生理性排毒功能。

2. 无论采取何种方法减肥，安全始终是第一位的。减肥是一个连续的过程，不可急于求成。轻度肥胖者平均每月减 1 ~ 1.5 公斤为宜；中度与重度肥胖者平均每月减 1.5 ~ 2 公斤为宜。

腋　臭

腋臭，在中医学中属于"狐臭""狐气""狐臊"的范畴，是指腋下汗腺过度分泌与体表细菌接触作用后产生特别的刺鼻气味，严重者异味还会遍及外耳道、乳晕、肚脐、腹股沟等处。腋臭多见于青壮年男女，老年后逐渐减轻。中医学认为，腋臭多因湿热内郁或者遗传引起，用点按的方法可以起到治疗的作用。

点按选穴

选穴：极泉、肩髃、肩贞、太冲、支沟。

解析：极泉穴具有宽胸理气、镇静安神的功效，可以治疗腋窝附近的相关病症。肩髃、肩贞穴可以治疗肩关节周围病变。太冲、支沟穴可以去除体内邪气而不伤正气。

点按方法：将拇指或食指的指腹按在穴位上，用手指做顺时针或逆时针揉动按压。每个穴位按揉100次。

其他疗法

1. 二椒外敷方

操作方法：胡椒、花椒各50粒，研成粉，加入冰片2钱，以医用酒精调匀，每日取一小团涂在患处并用胶布贴好，每日换1次，连用半月即可根除。

2. 番茄汁清洗法

操作方法：沐浴后，在一盆温水中加入100毫升番茄汁，用两条毛巾蘸取后分别夹在两腋下，保持15分钟，即可消除狐臭。一次不见效，可治疗多次。

生活提示

1. 腋下局部常用温水洗涤，保持腋下卫生。
2. 尽量避免食用肥甘厚味、饮酒吸烟，以免生痰生湿。
3. 避免食用强刺激性食物，如生姜、葱、蒜等，防止气味加重。

静脉曲张

静脉曲张通常是指病变范围仅位于下肢浅静脉的下肢静脉倒流性疾病。它是由于下肢静脉血液失去正常单向性回流的功能，以致发生瘀滞，引起高压，从而产生各种临床表现。早期在浅静脉开始扩张阶段可有酸胀不适和疼痛感，站立时明显，行走后、平卧时消失。后期会出现蜿蜒扩张迂曲的浅静脉，位置在大隐静脉分布的下肢内侧面和后面，在小腿部远比大腿部明显，只有小隐静脉受累后才会分布到大腿后面、下部，延伸到踝外侧和足背，若病程继续进展可出现轻度肿胀和足靴区皮肤营养性变化，包括皮肤萎缩、脱屑、瘙痒、色素沉着、皮肤和皮下组织硬结，甚至形成湿疹和溃疡。本病多见于长期站立负重或体质素弱、久病者，属于中医学的下肢青筋突起症，也称"筋瘤"，当静脉曲张引起皮肤炎症的改变后则称之为"臁疮"。

中医学认为，静脉曲张可以分为湿热瘀滞、寒湿瘀滞、气虚血瘀3种类型。湿热瘀滞型因感受湿热之邪或过食肥甘厚味，酿成湿热，湿热下注，导致经脉瘀滞，可以出现灼热疼痛、青筋突起、溃疡、发热、口苦、肢体酸困、小便短赤、舌苔黄腻、脉弦数等症状。寒湿瘀滞型多因坐卧湿地或涉水冒雨，寒湿之邪侵入筋脉，气血痹阻而致，可以出现下肢肿胀、青筋突起、倦怠乏力、行步艰难、尿清便溏、舌苔白腻、脉濡缓等症状。气虚血瘀型多因久病气虚，兼以长期站立负重，导致下肢血行不畅所致，可以出现下肢肿胀、皮肤紫暗、青筋突起、乏力倦怠、面色苍白、唇舌紫暗或淡、脉细无力等症状。

点按选穴

1. 湿热瘀滞型

选穴：血海、足三里、三阴交、大椎、委中、丰隆。

解析：丰隆穴可以清利湿热。大椎、委中穴为泄热要穴。血海、三阴交、足三里穴可以补益气血，调节气机化瘀滞。

点按方法：将拇指或食指的指腹按在穴位上，用手指做顺时针或逆时针揉动按压。每个穴位按揉100次。

2. 寒湿瘀滞型

选穴：足三里、三阴交、阴陵泉。

解析：阴陵泉穴可以健脾除湿、助阳散寒，配伍具有补益功效的足三里、三阴交穴可以振奋阳气、去除寒邪。

点按方法：将拇指或食指的指腹按在穴位上，用手指做顺时针或逆时针揉动按压。每个穴位按揉100次。

3. 气虚血瘀型

选穴：委中、血海、三阴交、昆仑、太溪、足三里。

解析：委中穴可以活血化瘀，配伍补益气血的血海、三阴交、足三里穴可以行气血、化瘀滞。昆仑穴配伍太溪穴可以补益肾脏。

点按方法：将拇指或食指的指腹按在穴位上，用手指做顺时针或逆时针揉动按压。每个穴位按揉100次。

其他疗法

刮痧法

操作方法：先用热毛巾敷小腿，待其变热之后向小腿上涂抹红花油，并用手搓热，然后用刮痧板以由轻到稍重的手法刮静脉曲张处，坚持一段时间可以疏通经络、改善血液循环，在一定程度上缓解静脉曲张的症状。

1. 避免劳累和长期站立、负重，注意休息。

2. 注意下肢保暖，避免受潮湿、寒冷，忌淋雨。

3. 保持心情舒畅，避免紧张、生气等负面情绪。

4. 局部溃破处需要加强护理，避免感染。每晚睡觉时可将下肢适当抬高，以利于血液回流。

5. 长途步行或者长久站立工作时，可以用布带、绷带或者弹力绷带从膝下到踝上包扎起来，使浅表经脉血较为容易地流回深层。

137

腰椎间盘突出症

腰椎间盘突出症是引起颈肩腰腿痛最为常见的原因，主要是由于腰椎间盘各部分（髓核、纤维环及软骨板），尤其是髓核，有不同程度的退行性改变后，在外力因素的作用下，椎间盘的纤维环破裂，髓核组织从破裂之处突出（或脱出）于后方或椎管内，导致相邻脊神经根遭受刺激或压迫，从而产生腰部疼痛，一侧下肢或双下肢麻木、疼痛等一系列临床症状。

中医学认为，腰椎间盘突出按照疼痛位置可以分为以下5种证型：督脉证，痛在腰脊中部；足太阳经证，痛在腰脊两侧；寒湿证，痛在腰部，并伴有发凉、畏寒、体重、舌苔白润；瘀血证，痛在腰部，呈针扎样，一般有腰部扭伤史；肾虚证，痛在腰膝部，以酸软为主，常伴有畏寒肢冷、小便频数。

点按选穴

1. 督脉证

选穴：双侧肾俞及患侧秩边、委中、阿是穴。

解析：以上穴位可以疏通督脉，活血化瘀，有效缓解腰椎间盘突出导致的相关不适。

点按方法：将拇指或食指的指腹按在穴位上，用手指做顺时针或逆时针揉动按压。每个穴位按揉100次。

2. 足太阳经证

选穴：承山、昆仑、然谷、太白、隐白、大都、阿是穴。

解析：以上穴位可以疏通经络，使全身气血流通。

点按方法：将拇指或食指的指腹按在穴位上，用手指做顺时针或逆时针揉动按压。每个穴位按揉100次。

3. 寒湿证

选穴：大肠俞、关元俞、环跳、太白、隐白、大都、阿是穴。

解析：以上穴位可以祛寒除湿，加强血液循环。

点按方法：将拇指或食指的指腹按在穴位上，用手指做顺时针或逆时针揉动按压。每个穴位按揉100次。

4. 瘀血证

选穴：膈俞、血海、足三里、照海。

解析：以上穴位可以破血逐瘀，在一定程度上缓解腰椎间盘突出导致的疼痛。

点按方法：将拇指或食指的指腹按在穴位上，用手指做顺时针或逆时针揉动按压。每个穴位按揉100次。

5. 肾虚证

选穴：双侧肾俞及患侧秩边、命门、志室、阿是穴。

解析：以上穴位可以养肾补虚，缓解肾虚导致的腰椎间盘突出。

点按方法：将拇指或食指的指腹按在穴位上，用手指做顺时针或逆时针揉动按压。每个穴位按揉 100 次。

其他疗法

1. 拔罐疗法

操作方法：平卧，露出腰部，在腰夹脊处闪火罐，并停留 10 ～ 15 分钟。每日 1 次，7 天为 1 个疗程。注意不要在饱食后或者饥饿时拔罐。

2. 艾叶外敷方

原料：艾叶 1000 克，醋适量。

制法：将艾叶炒至焦黄色，加入醋搅拌，然后敷在患处，外用纱布包裹，每日 1 次。

功效：艾草又名香艾、艾蒿，味苦、辛，性温，入脾、肝、肾经，能散寒除湿，温经止血，对治疗风寒型腰椎间盘突出症有效。

3. 猪腰茴香方

原料：猪腰 1 个，茴香 15 克。

制法：先将猪腰对半切开，将筋膜除去，然后与茴香一起放入锅中煨熟即可，要趁热吃猪腰。

功效：猪腰含有蛋白质、脂肪、碳水化合物、钙、磷、铁和维生素等，有健肾补腰、和肾理气之功效，主治肾虚所致的腰部酸痛。

生活提示

1. 睡硬板床。睡硬板床可以减少腰椎间盘承受的压力。

2. 注意腰间保暖，尽量不要受寒。白天可在腰部戴一个腰围，既可加强对腰背部的保护，同时也有利于腰椎病的恢复。

3. 平时不要做弯腰且用力的动作，急性发作期尽量卧床休息，疼痛期缓解后也要注意适当休息，不要过于劳累，以免加重疼痛。

4. 平时提重物时不要弯腰，而应该先蹲下拿重物，然后再慢慢起身。

5. 日常饮食中适当多吃一些钙含量高的食物，如牛奶、虾皮、海带等。

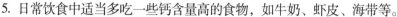

阑尾炎

阑尾炎是因多种因素而形成的炎性改变，是腹部外科最为常见的疾病之一，其临床表现为持续伴阵发性加剧的右下腹痛、恶心呕吐。阑尾炎以青年最为多见，且男性多于女性。临床上急性阑尾炎较为常见，各年龄段均可发病，而慢性阑尾炎较为少见。阑尾炎一旦发生，最好及时入院检查治疗，在此期间可以辅助按摩穴位减轻疼痛。

点按选穴

选穴：阑尾穴、阿是穴。

解析：阑尾穴可以治疗急慢性阑尾炎、胃脘痛和消化不良。阿是穴为右下腹压痛最明显点，两者合用可以缓解阑尾炎导致的疼痛等症状。若有恶心呕吐，则可加上脘、内关穴；若有发热，则可加曲池、尺泽穴；若有腹胀，则可加大肠俞、次髎穴。

点按方法：将拇指或食指的指腹按在穴位上，用手指做顺时针或逆时针揉动按压。每个穴位按揉100次。

其他疗法

1. 拔罐疗法

操作方法：取坐位，先用皮肤针叩刺天枢、中脘、关元、阑尾、神阙、膈俞穴周围至局部潮红并轻度出血，再在神阙穴吸拔大罐，膈俞穴左右分别吸拔中罐。留罐 15~20 分钟，以局部皮肤呈深红色为宜，每日 2 次。

2. 耳穴压豆疗法

操作方法：参照耳穴示意图（图见 P261），查找阑尾点，用王不留行籽按压，并用胶布固定。用重刺激手法按揉 5~10 分钟，每日 1 次。若发热，则可加皮质下、耳轮；若呕吐，则可加迷根。

◆ 生活提示 ◆

1. 禁止饮酒，忌食生、冷、辛辣食品，少食油炸、不易消化、温热性质的肉类等。

2. 避免暴饮暴食，做到少食多餐。

3. 防止过度疲劳。因为过度疲劳会使人体抗病能力下降而导致病情突然加重。

4. 慎用药物，特别是一些解热镇痛药和消炎药。因为这类药物对胃肠刺激较大，严重时还会引起消化道出血甚至穿孔，所以最好不用或少用。

落 枕

落枕也称"失枕"，好发于青壮年，以冬春季多见。一般表现为起床后感觉颈后部、上背部疼痛不适，以一侧为多，或有两侧俱痛者，或一侧重一侧轻。起床后身体由平躺改为直立，颈部肌群力量改变，可引起进行性加重，甚至累及肩部及胸背部。多数病人是由于夜间睡眠位置欠佳或受寒所致，检查时颈部肌肉有触痛。由于疼痛，使颈项活动不利，不能自由旋转，严重者俯仰也有困难，甚至头部强直于异常位置，使头偏向病侧，点穴按摩可缓解其疼痛等不适。

点按选穴

选穴：大椎、阿是穴、后溪、落枕穴。

解析：落枕穴能够通络止痛，是临床上治疗落枕的经验效穴。阿是穴为颈部疼痛点，配伍大椎穴能够疏通颈部经络。后溪穴可以通络止痛，治疗颈项强痛。

点按方法：将拇指或食指的指腹按在穴位上，用手指做顺时针或逆时针揉动按压。每个穴位按揉 100 次。

其他疗法

1. 按摩理筋法

操作方法：按摩者立于落枕者身后，用一指轻按其颈部，找出最痛点，然后用拇指从该侧颈上方开始，直到肩背部为止，依次按摩，对最痛点用力按摩，直至落枕者有明显的酸胀感，如此反复按摩 3 遍，再以空心拳轻叩按摩过的部位，重复 3 遍。重复上述按摩与轻叩，可迅速使痉挛的颈肌松弛而止痛。

2. 耳穴压丸法

操作方法：参照耳穴示意图（图见 P261），查找颈、神门，取绿豆 1～2 粒，置于剪成 1 平方厘米的伤湿止痛膏方块中，并粘贴于所选耳穴处，将边缘压紧。然后，按压该耳穴 1 分钟，手法由轻到重，直至有热胀及痛感为佳，同时活动颈部 2～3 分钟。每日按压 3 次，痊愈后去掉。

3. 拔罐疗法

操作方法：在颈部压痛最显处，用力揉按片刻后，常规消毒，以三棱针快速点刺 3～5 下，或用皮肤针中等强度叩打，叩打面积相当于罐具口径。然后，选用适当口径的罐具吸拔，留罐时间 10～15 分钟，每日 1 次，直至痊愈即可。

生活提示

1. 用枕适当。最佳的枕头应该是能支撑颈椎的生理曲线，并保持颈椎平直的。

2. 注意颈部保暖。在秋冬季节，最好穿高领衣服；天气稍热，夜间睡眠时，应注意防止颈肩部受凉；炎热季节，空调温度不要太低。

3. 保持正确的姿势。最佳的伏案工作姿势是颈部保持正直，微微地前倾，不要扭转、倾斜；工作时间超过 1 小时则应该休息几分钟，做些颈部运动或按摩；不宜将头靠在床头或沙发扶手上看书、看电视。

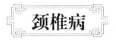

颈椎病

颈椎病又称颈椎综合征，是颈椎骨关节炎、增生性颈椎炎、颈神经根综合征、颈椎间盘脱出症的总称，是一种以退行性病理改变为基础的疾患，如颈椎长期劳损、骨质增生，或椎间盘脱出、韧带增厚，致使颈椎脊髓、神经根或椎动脉受压，出现一系列功能障碍的临床综合征。一般来说，颈椎病会导致颈背疼痛、上肢无力、手指发麻、下肢乏力、行走困难、头晕、恶心、呕吐，甚至视物模糊、心动过速及吞咽困难等多种症状。

点按选穴

选穴：阿是穴、后溪、落枕穴、悬钟、大椎、夹脊。

解析：夹脊穴可以治疗各种颈椎病。落枕穴能够通络止痛。阿是穴为颈部疼痛点，配伍大椎穴能够疏通颈部经络。后溪穴可以通络止痛，治疗颈项强痛。悬钟穴可以通络止痛、补益肝肾，治疗半身不遂、颈项强痛。

点按方法：将拇指或食指的指腹按在穴位上，用手指做顺时针或逆时针揉动按压。每个穴位按揉100次。

其他疗法

1. 颈部功能锻炼疗法

操作方法：（1）头中立位前屈至极限，回复到中立位。（2）后伸至极限，回复到中立位。（3）左旋至极限，回复到中立位。（4）右旋至极限，回复到中立位。（5）左侧屈至极限，回复到中立位。（6）右侧屈至极限，回复到中立位。动作宜缓慢，可稍稍用力。锻炼时，有的病人颈部可感觉到响声，如果伴有疼痛，应减少锻炼的次数或停止锻炼；如果没有疼痛，则可以继续锻炼。

2. 推拿疗法

操作方法：受术者取坐位，施术者站于受术者身后，用手拿、按颈椎，然后以大拇指拨筋，松解颈椎，缓解颈椎经脉紧张。推拿时间以30分钟为宜，力度以受术者耐受为宜。

生活提示

1. 注意颈部保暖。天气寒凉时可以用厚的长围巾对颈部进行保暖，避免颈部受寒，消除颈椎病的诱发因素。

2. 避免运动损伤。要避免因为热身活动没准备好、动作做得不到位、运动强度过高等不正确的锻炼方法导致的颈椎损伤。

3. 纠正不良习惯。长期伏案、车上睡觉、趴在桌子上睡觉等不良习惯必须纠正，这样可以大大降低颈椎慢性损伤的概率。

4. 合理用枕。枕头是颈椎的保护工具，每个人都有不同的颈椎生理弯曲度，若枕头不合适，不仅会休息不好，还会引起落枕、慢性颈椎损伤等。一般情况下，选择自己肩宽 1/3 高度的枕头，是保护颈椎的最佳选择。

肩周炎

肩周炎又称肩关节周围炎，发病初期，肩部呈阵发性疼痛；多数为慢性发作，之后疼痛逐渐加剧，或钝痛，或刀割样痛，且呈持续性；气候变化或劳累后常使疼痛加重，疼痛可向颈项及上肢扩散；当肩部偶然受到碰撞或牵拉时，常可引起撕裂样剧痛；肩痛昼轻夜重；若因受寒而疼痛者，则对气候变化十分敏感。本病的好发年龄在 50 岁左右，女性发病率略高于男性，多见于体力劳动者。如果得不到有效的治疗，有可能严重影响肩关节的功能活动。

点按选穴

选穴：阿是穴、后溪、落枕穴、悬钟、肩井、肩髃、肩贞。

解析：落枕穴能够通络止痛。阿是穴为肩部疼痛点，配伍肩井、肩贞、肩髃穴能疏通肩部经络。后溪穴可以通络止痛，治疗肩颈强痛。悬钟穴可以通络止痛、补益肝肾，治疗半身不遂。

点按方法：将拇指或食指的指腹按在穴位上，用手指做顺时针或逆时针揉动按压。每个穴位按揉 100 次，手指要有一定力度。

其他疗法

1. 自我按摩法

操作方法：首先，用健侧的拇指或手掌自上而下按揉患侧肩关节的前部及外侧 5 分钟，然后在局部痛点处用拇指点按片刻。其次，用健侧拇指及其余手指联合揉捏患侧上肢的上臂肌肉，由下至上揉捏至肩部 5 分钟。对于肩后部按摩不到的部位，可用拍打法进行治疗。自我按摩可每日进行 1 次，坚持 1 个月。

2. 扒墙法

操作方法：面对墙壁，使胸部、腹部尽可能贴近墙壁，将健康的手臂举起贴于墙上，在手能够到的最高处画一条横线，然后双脚不动，双腿伸直，双手上举贴于墙壁，双手十指向上扒，目标是扒到墙上划的白线，开始时会很困难也很疼，坚持一段时间后会慢慢好转。因为在墙壁与身体相互靠近的条件下，迫使患侧上肢上举，有运动肩关节、松解粘连的效果。

3. 薏苡仁酒

原料：薏苡仁 500 克，白酒 500 毫升。

制法：将薏苡仁碾成碎末，倒入白酒瓶中。每天摇晃酒瓶 1 次，让薏苡仁在酒中浸泡更充分。15 天后，每日适量饮用 1 小杯即可。

功效：薏苡仁性凉，有祛风渗湿的功效，常用于治疗肌肉酸痛、关节疼痛、筋脉拘挛、屈伸不利等症状，并与白酒搭配相得益彰。

❄ 生活提示 ❄

1. 控制饮食，不要吃过于肥腻、生冷寒凉的食物。如肥肉、绿豆、冬瓜、黄瓜等。

2. 注意多休息，不可过度劳累。

3. 平时坚持每天做体育锻炼。有规律的运动可以增强肌肉、肌腱和韧带的支持作用，从而对关节有保护作用。

4. 天气变冷的时候注意保暖，及时增添衣服。炎炎夏季也要注意适当遮盖肩部，避免空调或风扇直吹颈肩部。中老年人尤其要注意保暖。

直肠脱垂

直肠壁部分或全层向下移位，称为直肠脱垂。表现为有肿物自肛门脱出。初发时肿物较小，排便时脱出，便后自行复位；之后肿物脱出渐频，体积增大，便后需用手托回肛门内，同时伴有排便不尽和下坠感；最后在咳嗽、用力甚至站立时也可脱出。发育不良的幼儿、营养不良者、年老衰弱者，易出现肛提肌和盆底筋膜薄弱无力，从而导致直肠脱垂。此外，便秘、腹泻、前列腺肥大、慢性咳嗽、排尿困难、多次分娩等，也容易致使腹压升高，推动直肠向下脱出。

点按选穴

选穴：关元、气海、百会。

解析：关元穴可以益肾气，气海穴可以健益脾气，百会穴可以升阳举陷。若脾虚可加三阴交、足三里穴，健脾益气、培补中气。若肾虚，则可加照海穴，补益肾气。

点按方法：将拇指或食指的指腹按在穴位上，用手指做顺时针或逆时针揉动按压。每个穴位按揉 100 次。

其他疗法

1. 胶布贴合法

操作方法：将脱垂的直肠复位后，做直肠指检，并将脱垂肠管推到括约肌上方，取俯卧位，用纱布卷堵住肛门，再将两臀部靠拢，用胶布固定。此法多用于幼儿早期直肠脱垂。

2. 黄芪党参大枣粥

原料：黄芪 30 克，党参 20 克，大枣 10 枚，大米 100 克，白糖适量。

制法：将大米淘洗干净后放入锅中，加入黄芪、党参、大枣，倒入适量水熬煮成粥，加白糖调味即可。

功效：补气益血，对于气虚导致的直肠脱垂有良好的缓解作用。

生活提示

1. 养成良好的排便习惯，应注意缩短排便时间，便后立即将脱出的直肠复位，防止水肿、嵌顿。

2. 积极治疗便秘、咳嗽等引起腹压增高的疾病，以避免加重直肠脱垂程度和手术治疗后复发。

3. 可每天进行提肛运动以锻炼肛门括约肌功能，防止脱垂。

急性腰扭伤

急性腰扭伤是腰部肌肉、筋膜、韧带等软组织因外力作用突然受到过度牵拉而引起的急性撕裂伤，常发生于搬抬重物或因行走滑倒、跳跃、闪扭身躯、跑步引起腰部肌肉强力收缩时。急性腰扭伤可使腰骶部肌肉的附着点、骨膜、筋膜和韧带等组织撕裂。多为肌肉、韧带遭受牵制所致，故损伤较轻。

有的病人只是轻微扭转一下腰部，当时并无明显痛感，但休息后感到腰部疼痛，活动受限，不能挺直，俯、仰、扭转困难，咳嗽、喷嚏、大小便时可使疼痛加剧，站立时往往需要用手扶住腰部，坐位时用双手撑于椅子，以减轻疼痛，这种情况也属于腰扭伤，最好及时治疗。

点按选穴

选穴：肾俞、腰阳关、委中。

解析：腰阳关穴可以舒筋活络，是临床治疗急性腰扭伤的经验效穴。肾俞穴可以强壮腰肾。委中穴可以疏通经络、活血化瘀。

点按方法：每个穴位点按100次，力度以可以耐受为宜。

生活提示

1. 掌握正确的劳动姿势。如扛、抬重物时要尽量让胸、腰部挺直，髋膝部屈曲，起身应以下肢用力为主，站稳后再迈步，搬、提重物时应取半蹲位，使物体尽量贴近身体。

2. 加强劳动保护。在寒冷潮湿环境中工作后，应洗热水澡以祛除寒湿、消除疲劳，尽量避免弯腰性强迫姿势工作时间过长等。

腱鞘炎

腱鞘为套在肌腱外面的双层套管样密闭的滑膜管，是保护肌腱的滑液鞘。它分两层包绕着肌腱，两层之间一空腔即滑液腔，内有腱鞘滑液。内层与肌腱紧密相贴，外层衬于腱纤维鞘里面，共同与骨面结合，具有固定、保护和润滑肌腱，使其免受摩擦或压迫的作用。肌腱长期在此过度摩擦，即可发生肌腱和腱鞘的损伤性炎症，引起肿胀，称为腱鞘炎。若不治疗，便有可能发展成永久性活动不便。

腱鞘炎根据临床表现的不同，可分为桡骨茎突狭窄性腱鞘炎，表现为腕关节桡侧疼痛，并与拇指活动有密切关系；屈指肌腱狭窄性腱鞘炎，常发生在拇指、中指、无名指，表现为关节活动不灵活，关节肿胀，发病年龄一般在 40 岁以上；肌鞘炎，在腕部活动增多时，腕背近侧出现红肿、发热、局部压痛；尺侧腕伸肌腱鞘炎，是引起腕关节尺侧痛的原因之一。

点按选穴

1. 桡骨茎突狭窄性腱鞘炎

选穴：列缺、阿是穴。

解析：列缺穴能够疏通经络，祛除外邪。阿是穴为周边疼痛点，重度刺激点按能够活血化瘀，疏通经络。

点按方法：将拇指或食指的指腹按在穴位上，用手指做顺时针或逆时针揉动按压。每个穴位按揉 100 次。

2. 屈指肌腱狭窄性腱鞘炎

选穴：十宣、阿是穴、拳尖。

解析：拳尖穴可以清热。十宣穴可以清热泻火，配合局部疼痛点阿是穴可以疏通经络、活血止痛。

点按方法：将拇指或食指的指腹按在穴位上，用手指做顺时针或逆时针揉动按压。每个穴位按揉 100 次。

生活提示

1. 工作时保持正确的姿势，避免关节过度劳损，定时休息。

2. 不要过度弯曲或后伸，提拿物品不要过重，手指、手腕用力不要过大。

3. 连续工作时间不宜过长，工作结束后最好揉搓手指和手腕，再用热水泡手。冬天洗衣服时最好用温水，下雪后扫雪也要戴上棉手套，防止手部受寒。

4. 长期伏案办公的人员，应采用正确的工作姿势，尽量让双手平衡，手腕能触及实物，不要悬空。

5. 常使用电脑易患腱鞘炎，故应合理控制电脑的使用时间。

腱鞘囊肿

腱鞘囊肿是发生于关节部腱鞘内的囊性肿物，是由于关节囊、韧带、腱鞘中的结缔组织退变所导致的疾病。囊内含有无色透明或橙色、淡黄色的浓稠黏液，囊壁为致密硬韧的纤维结缔组织，囊肿以单房性为多见，多发于腕背和足背部。腱鞘囊肿多见于青壮年，其中尤以女性多见。起病缓慢，发病部位可见一圆形肿块，有轻微酸痛感，严重时会造成一定的功能障碍。本病属中医学"筋结""筋瘤"范畴。

点按选穴

选穴：八邪、阿是穴。

解析：八邪穴左右共 8 个穴位，能够清热消肿，通络止痛。阿是穴为剑鞘囊肿局部疼痛点，可以疏通经络，行气导滞。

点按方法：用较强刺激强度点按，每个穴位点按 100 次。

其他疗法

1. 防风薏苡粥

原料：防风 10 克，薏苡仁 30 克，大米适量。

制法：防风、薏苡仁、大米加水共煮粥。每日 1 次，连服 1 周。

功效：清热除痹，可有效缓解腱鞘囊肿。

2. 挤压法

操作方法：通过挤压使腱鞘囊肿破裂，逐渐自行吸收，但是治疗后可能复发。与关节腔相通者不容易破裂，可去医院进行治疗。

生活提示

1. 手握鼠标时间过长或是姿势不正确，都容易导致手关节滑膜腔的损伤，从而引发腱鞘囊肿。因此，需要长时间使用电脑和鼠标的办公人员，应每隔1小时休息5~10分钟，做一做柔软操或局部按摩。

2. 可以做些温和的手部运动以缓解疼痛。最简单的便是旋转手腕，每次转动手腕约2分钟，尽量运动到所有的腕部肌肉，恢复血液循环，并消除手腕的弯曲姿势。

3. 在劳累后可用热水对患处进行冲洗，使局部血流通畅。局部按摩也有利于促进血液循环。

痔　疮

痔疮是人体肛门部有赘肉突起的一种常见病、多发病，包括内痔、外痔、混合痔三种常见类型，症状多表现为大便时流血、滴血，或在粪便中带有血液、脓血。一般情况下，久站、久坐、长期负重等日常生活因素，肠蠕动减少、粪便下行迟缓、习惯性便秘、腹泻以及肛门受冷、受热等生理因素，过量饮酒、多吃辛辣食物等饮食因素，都容易导致痔疮发病。

点按选穴

选穴：承山、次髎、二白、长强。

解析：承山、次髎穴均为足太阳膀胱经穴，既能调理膀胱气化以清湿热，又能疏导肛门局部气血，属"经脉所过，主治所及"。督脉经过肛门，长强穴属督脉，位近肛门，点按可以清利湿热。二白穴左右共4个穴位，具有固脱消痔的作用，能够治疗痔疮下血，为临床治疗痔疮的经验效穴。如果便秘，可加支沟、大肠俞穴。如果脾虚气陷，可加脾俞、百会穴。

点按方法：将拇指或食指的指腹按在穴位上，用手指做顺时针或逆时针揉动按压。每个穴位按揉100次。

其他疗法

1. 香蕉食疗法

原料：香蕉、绿色蔬菜各100克，粳米70克，盐适量。

制法：香蕉去皮捣为泥，蔬菜切成丝。粳米煮至粥熟时，加入香蕉泥和蔬菜丝煮沸，最后加盐调味，每天早餐服食即可。

功效：润肠通便，有助于防治痔疮以及痔疮导致的相关症状。

2. 外洗法

操作方法：将适量中药参花痔疮散水浸泡12小时后，加热煮半小时，先熏蒸，待药液温后坐浴30分钟，每日2次，用时需先加热。2日1剂，坚持每日使用，一般3剂即可治愈。

3. 自我按摩法

操作方法：每晚临睡前按摩长强穴，每次约5分钟，可以疏通经络，改善肛门血液循环；再有意识地向上收缩肛门，早、晚各1遍，每遍做30次，有活血化瘀、锻炼肛门括约肌、升提中气的作用。经常如此按摩，可以改善静脉回流，对于痔疮的预防和自我治疗均有一定的作用。

《 生活提示 》

1. 加强锻炼。锻炼能够增强人体的抗病能力，益于血液循环，促进胃肠蠕动，改善盆腔充血，防止大便秘结，预防痔疮。

2. 合理调配饮食。痔疮病人宜多选用蔬菜、水果、豆类等含维生素、纤维素较多的饮食，少吃辣椒、芥末、姜等辛辣刺激性的食物。

3. 晨起喝一杯凉开水，能刺激胃肠运动，预防便秘。

4. 注意个人卫生。保持肛门周围清洁，每日温水熏洗，勤换内裤，可起到预防痔疮的作用。

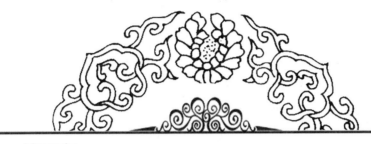

第四章

选穴配穴处理好，妇科儿科显疗效

月经不调

月经不调是妇科常见疾病，表现为月经周期或出血量的异常，可伴月经前、经期时的腹痛及全身症状。导致本病的因素有很多，长期的情绪异常、经期受寒冷刺激、过度节食、嗜烟酒等都可以引起月经失调。

中医将月经失调分为月经先期、月经后期、月经先后无定期 3 种类型。

1. 月经先期

月经周期提前 7 天以上，甚至 10 余天来一次，并且连续出现 2 个月经周期以上。若兼月经过多、色深红或紫红、经质黏稠，并伴有心胸烦闷、面赤口干、大便干、小便黄、舌红苔黄、脉滑数者，为实热；若兼有月经量少、色红、经质黏稠，并伴有潮热盗汗、手足心热、腰膝酸软、舌红少苔、脉细数，为虚热；若见月经量多或少、经色紫红兼有血块、经行不畅，伴有经行乳房胸胁胀痛、心烦易怒、舌苔薄黄、脉弦数，为郁热；若兼见月经色淡、质清稀，伴有面色㿠白、神疲肢倦、心悸气短、自觉小腹空坠，为气虚。

2. 月经后期

月经周期延迟 7 天以上，甚至 40～50 天来一次。若兼月经量少、色暗、小腹冷痛、得热痛减、畏寒肢冷、脘腹冷痛剧烈、舌苔薄白，为实寒；若兼月经量少、色淡、经质清稀、小腹隐隐作痛、喜热喜按、腰酸无力、大便溏泄、舌淡苔白，为虚寒；若兼月经量少、色淡、小腹空痛、身体消瘦、面色萎黄、头目眩晕、心悸少寐、舌淡红少苔、脉虚细，为血虚；若兼月经量少、色暗、小腹胀满而痛、精神抑郁、胸痞不舒、嗳气稍减、胸胁乳房胀满、苔白、脉弦，为气滞。

3. 月经先后无定期

月经不能按周期来潮，或1个月来2次月经，或超时不来，提前或推后超过5天以上，并且连续3个月经周期以上。若兼月经量多或少、色紫红、质黏稠、经行不畅、胸胁乳房胀痛、嗳气不舒、喜欢叹气、舌苔白，为肝郁；若兼月经量少、质稀，伴有腰膝酸软、头晕耳鸣、舌淡苔白，为肾虚。

点按选穴

1. 月经先期

选穴：任脉、三阴经为主，关元、气海穴为辅。

解析：三阴经穴以补益气血为主，关元、气海穴为补气要穴，阳气充足则摄血有力。实热者可配伍太冲、曲池穴。虚热者可配伍三阴交、然谷穴。郁热者可配伍行间、地机穴。气虚者可配伍足三里、脾俞穴。

点按方法：取坐位，用中等刺激强度，揉按20~30分钟。

2. 月经后期

选穴：气海、气穴、三阴交。

解析：气海穴温阳益气，调经固精。三阴交穴滋补气血，化瘀血，通经络。气穴补益冲任，调理二阴。寒实者可配伍命门、太溪穴。血虚者可配伍脾俞、膈俞、足三里穴。气滞者可配伍蠡沟穴。

点按方法：取坐位，用中等刺激强度，揉按20~30分钟。

3. 月经先后无定期

选穴：关元、三阴交。

解析：关元穴为人体元阴元阳关藏之地，可以培补元气、调经止带。配伍三阴交穴可以温通经脉，治疗月经不调。肝郁者可配伍太冲、肝俞、期门穴。肾虚者可配伍肾俞、太溪、水泉穴。

点按方法：取仰卧位，用中等刺激强度，揉按20~30分钟。

生活提示

1. 经期注意御寒，腹痛较为严重者可以多喝红糖水，若实在难以忍受则可以少量吃止痛药。

2. 经期尽量不要进行点按，除了月经不调、异常等要调节月经时外。

3. 日常饮食注意少吃寒凉食物，尤其是水果中的香蕉、梨，冷饮等更要尽量远离。

痛　经

痛经是指女性在经行期间、经行前后，小腹或者腰部疼痛，甚至剧痛难忍，并伴有面色苍白、头面冷汗淋漓、手足肢冷、恶心呕吐等症状的一种病症，可随着月经周期而发作。

一般情况下，中医将痛经分为寒湿凝滞、肝郁气滞、肝肾亏虚3种类型。寒湿凝滞型表现为经前或者经行期间小腹冷痛，重则连及腰背，得热痛减，伴有经行量少、色暗、有血块、畏寒便溏、舌苔薄腻；肝郁气滞型表现为经前或者经期小腹胀痛、胀甚于痛，经中有瘀血块，块下后疼痛减轻，月经量少、淋漓不尽、色暗、胸胁不舒胀痛、舌质紫暗、有瘀斑；肝肾亏虚型表现为月经后小腹隐隐作痛，按之痛减，月经量少、色暗、质清稀、腰膝酸软、头晕耳鸣、舌质淡、苔薄白。

点按选穴

1. 寒湿凝滞型

选穴：中极、地机、水道。

解析：中极穴可以通利小便，温肾助阳，调经止带。地机穴可以调经止痛。水道穴可以通调水道。三穴配合使用可缓解痛经。腹痛连腰者可加命门、肾俞、次髎、归来穴。

点按方法：取坐位，用中等刺激强度，揉按 20～30 分钟。

2. 肝郁气滞型

选穴：气海、太冲、三阴交。

解析：气海穴可以温阳益气，调经固精。太冲穴可以平肝息风，镇静安神，和胃健脾。三阴交穴可以调补气血。三穴配伍可以扶正助阳，疏肝理气。腹满者可加天枢、气穴、地机穴；胸胁胀痛者可加阳陵泉、光明穴。

点按方法：取坐位，用中等刺激强度，揉按 20～30 分钟。

3. 肝肾亏虚型

选穴：关元、肝俞、肾俞、照海。

解析：关元穴可以培补元气，调经止带。肝俞、肾俞穴可以调补肝肾。照海穴可以宁心安神，清利咽喉，通调二便。头晕耳鸣者可加太溪穴，腰膝酸软者可加肾俞、腰眼穴。

点按方法：取坐位，用中等刺激强度，揉按 20～30 分钟。

◆ 生活提示 ◆

1. 忌食寒凉冷冻、腻滞不易消化或性质沉降的食物。

2. 生活规律，避免操劳，保证充分的睡眠，不熬夜。

3. 保持心情平和，情绪稳定，七情要畅达。

闭 经

凡女子年龄超过 18 岁，月经仍未来潮，或已形成月经周期，但又连续中断 3 个月以上者，称之为闭经。前者一般临床上称为先天性闭经，后者称为继发性闭经。

闭经的原因归纳起来不外乎先天的禀赋不足和后天的脾胃失养、肝气郁结、外感寒邪四个方面。

中医学上一般将闭经分为 2 种常见类型。一种是血枯闭经，表现为月经超龄未至，或先见月经推后、量少、渐至经闭，伴有肝肾不足，或脾胃虚弱，或营血亏损的症状。肝肾不足会引起腰膝酸软、头晕耳鸣、潮热盗汗；脾胃虚弱会引起心悸怔忡、气短懒言、神疲乏力、肢体倦怠、食少便溏；营血亏虚则可导致面色㿠白无华、皮肤干燥、形体消瘦。另一种是血滞闭经，表现为月经突然数月不行，若兼见胸胁胀满、小腹胀痛、精神抑郁、烦躁易怒、舌质暗淡，多半是由于肝气郁滞、气滞血瘀导致的；若兼见小腹冷痛、形寒肢冷、苔白，为寒凝血滞；若兼见形体肥胖、胸闷不舒、白带量多、苔腻，为寒湿阻滞。

点按选穴

1. 血枯闭经

选穴：关元、肝俞、肾俞、膈俞、脾俞、足三里、三阴交。

解析：关元穴可以培补元气，调经止带。肝俞穴可以疏肝利胆，安神明目。肾俞穴可以益肾助阳，纳气利水。脾俞穴可以健脾利湿，和胃益气。膈俞穴可以宽胸降逆，和血止血。再加上具有补益养身保健功效的足三里、三阴交穴，可以生血行血，回经调经。

点按方法：每个穴位点按 100 次，中等刺激强度即可，以病人耐受为宜。

2. 血滞经闭

选穴：中极、地机、合谷、太冲。

解析：中极穴可以通利小便，温肾助阳，调经止带。地机穴配伍太冲穴，可以平肝息风，镇静安神，和胃健脾。合谷穴可以清热解表，理气止痛，聪耳明目，镇静安神。上述穴位点按，可以行气化滞、活血通经。

点按方法：取仰卧位，用中等刺激强度，点按 20 ~ 30 分钟。

其他疗法

1. 耳穴按摩法

操作方法：对照耳穴示意图（图见 P261），找到子宫、内分泌、肝、肾、脾、神门、皮质下、卵巢反射区，每次选取 3 个区，用中等刺激强度按摩，隔日 1 次，10 次为 1 个疗程。

2. 南瓜红花汤

原料：南瓜蒂 1 枚，红花 5 克，红糖 30 克。

制法：南瓜蒂、红花放入锅中加水煎 2 次，再将糖放入其中，待其溶化，在月经来前 2 天服用。

功效：红花可以活血通经、散瘀止痛，常用于闭经的辅助治疗。

3. 红花黑豆汤

原料：黑豆 250 克，红糖 120 克，红花 15 克。

制法：黑豆洗净，放入清水中浸泡 2 小时。锅中加入适量清水，放入所有原料，武火煮沸，转文火炖 1 小时即可食用。

功效：红花可以活血通经，祛瘀止痛；黑豆可以健脾利水；红糖可以益气补血，健脾暖胃。此汤适合气滞血瘀引起的闭经、痛经者食用。

生活提示

1. 饮食忌辛辣、温燥、刺激，宜选择清淡滋润的食物，增加新鲜水果、蔬菜的摄入量。

2. 保持七情畅达，心态平和，恬淡虚无。不可恣情纵欲或者抑郁压抑。

3. 早上起床前和晚上卧床后叩齿 50 次，可以补肝肾、益筋骨。

崩　漏

崩漏是指在非行经期间阴道大量出血或淋漓不尽的病症。一般来势急骤、出血量多者称为"崩"，出血量少、淋漓不尽者称为"漏"。虽"崩"与"漏"临床表现不同，但常可相互转化，血崩日久，气血大衰，则可变为"漏"；久"漏"不止，病势逐渐加重则可引发血崩。故临床上常以崩漏并称。崩漏发生的原因主要有血热、血瘀、脾虚、肾虚等，可分为虚实 2 类。

实证多表现为下血量多或淋漓不断。若血色深红、血质黏稠、口气臭秽、口干喜饮、舌红苔黄，为血热；若下血量多、色紫红而黏腻、带下量多、色黄而臭、阴痒，为湿热；若血色正常夹有血块，兼烦躁易怒、时时叹息、小腹胀痛，为气郁；若漏下不止，突然下血特别多，色紫红还黑、有血块、小腹疼痛拒按，血块排出后疼痛减轻，为血瘀。

虚证多表现为暴崩下血或者淋漓不尽。若经血颜色淡、质稀薄，伴有面色发黄、精神倦怠、气短不喜言谈、不思饮食、食少泄泻，为脾虚；若出血量多、日久不止、颜色淡红、小腹冷痛、得热痛减、畏寒肢冷，为肾阳虚；若下血量少、颜色红，伴有头晕耳鸣、心烦失眠、腰膝酸软，为肾阴虚。

点按选穴

1. 实证

选穴：气海、三阴交、隐白。

解析：气海穴配伍三阴交穴可以调理冲任，调节经血。隐白穴可以清热，是治疗崩漏的经验效穴。血热者可以加血海、水泉穴，能止血、清血中热。湿热者可以加中极、阴陵泉穴，清利下焦湿热。气郁者可以加太冲、支沟、大敦穴，能疏肝解郁。血瘀者可加地机、气冲、冲门穴，以降逆利湿、理气止痛、调冲止血。

点按方法：用中等刺激强度，点按 20～30 分钟。

2. 虚证

选穴：关元、三阴交、肾俞。

解析：关元、肾俞、三阴交穴配伍使用能够调补肝血、健脾益肾，同时肾俞穴可以加强肾脏的固摄作用。脾虚者可加气海、脾俞、足三里穴，以调补中气。阳虚者可加气海、命门、复溜穴，以调补肾气。肾阴虚者可加然谷、阴谷穴，以滋阴清热，制约经血妄行，达到固摄经血的作用。

点按方法：用中等刺激强度，点按 20～30 分钟。

其他疗法

1. 耳穴按摩法

操作方法：根据耳穴示意图（图见 P261），找到子宫、卵巢、内分泌、肾上腺、皮质下、肝、肾、神门的对应区，每次选取 3 个区，用重度刺激强度按摩，每次 30 分钟，每日或隔日 1 次。

2. 槐花糯米粥

原料：槐花 10 克，糯米 50 克，白糖适量。

制法：槐花洗净，放入锅中加水煎汤，去渣取汁。糯米淘洗干净，放入锅中，加槐花汁熬煮成粥，加白糖调味即可。每日 1 次。

功效：槐花味苦，性微寒，归肝、大肠经，入血敛降、体轻微散，具有凉血止血、清肝泻火等功效，对于崩漏有很好的治疗效果。

◈ **生活提示** ◈

1. 要注意经期保健，经前、经期不能入冷水中工作，不宜过累或负重。尤其在经血多时还要卧床休息，保证充足睡眠。

2. 在此期间忌性生活，保证阴部卫生。

3. 避免不良的精神刺激，保持精神愉悦，心情平和。

4. 饮食调理得当，荤素搭配，以容易消化为主。

带下病

带下的量、色、质、味发生异常，或伴全身、局部症状者，称为带下病。本病可见于现代医学的阴道炎、子宫颈炎、盆腔炎、卵巢早衰、闭经、不孕、妇科肿瘤等疾病。带下过多者表现为带下量较平时明显增多，色、质、味异常，或伴有外阴及阴道瘙痒、灼热、疼痛等局部症状。带下过少者表现为带下量较平时明显减少，阴道干涩、痒痛或萎缩，部分可伴有性欲低下、性交疼痛，月经量少或月经延后，甚至闭经、不孕等。

中医学认为，带下病一般有脾虚湿困、肾阳虚、湿毒蕴结 3 种常见类型。脾虚湿困型多表现为带下量多、色白或淡黄、质稀薄、无臭气、绵绵不断、神疲倦怠、四肢不温或浮肿、纳少便溏、面色㿠白、舌质淡、苔白腻、脉缓弱。肾阳虚型多表现为带下量多、色白清冷、稀薄如水、淋漓不断、头晕耳鸣、腰痛如折、畏寒肢冷、小腹冷感、小便频数、大便溏薄、面色晦暗、舌淡润、苔薄白、脉沉细而迟。湿毒蕴结型多表现为带下量多、黄绿如脓，或赤白相兼，或五色杂下，状如米泔，臭秽难闻，小腹疼痛，腰骶酸痛，口苦咽干，小便短赤，舌红，苔黄腻。

点按选穴

选穴：带脉、白环俞、气海、三阴交。

解析：带脉可以调经止痛、健脾固带，为治疗月经不调、赤白带下的要穴。白环俞穴可以固肾益精、调经止带，主治女性白带过多，男子遗精白浊。气海穴与三阴交穴可以调理任脉，健脾益气。脾虚者加足三里、阴陵泉穴，可以健脾除湿止带。肾虚者配伍关元、肾俞、次髎穴，可以补益肾气、温暖下焦、固摄带脉。湿毒蕴结者配伍中极、阴陵泉、下髎穴，可以清热解毒、调理任带二脉。带下连绵不绝者可加冲门、气冲穴。带下量多者可加气穴。带下色红者加间使穴，可以宽胸解郁、理气止痛。

点按方法：用中等刺激强度，点按 20～30 分钟。

其他疗法

1. 艾灸疗法

操作方法：取艾灸卷在命门、神阙、中极三穴处进行熏灸，每穴 5 分钟左右。每日 1 次或者隔日 1 次，10～15 次为 1 个疗程，1 个疗程结束后，若没有治愈，可以停 1 周继续艾灸。

2. 中药熏洗

操作方法：取蛇床子、百部、川椒、明矾、苦参各 20 克煎浓汁，之后熏洗患处。适用于阴道瘙痒带多者，若阴部溃烂者去川椒。煎汤时禁用铁锅。

生活提示

1. 经期、产后、术后、性交过后注意阴部卫生，防止感染。

2. 带下病往往容易衍生其他疾病，比如闭经、漏下、卵巢囊肿等，应及早治疗。

3. 平素忌寒凉，忌冷饮冷品，包括梨、香蕉等寒性水果；忌用凉水洗涤、洗澡等，注意保暖。

不孕不育症

不孕不育症是指育龄夫妇一年未采取任何避孕措施，性生活正常而没有成功妊娠。主要分为原发性不孕不育和继发性不孕不育。原发性不孕不育为从未受孕；继发性不孕不育为曾经怀过孕之后又不孕。引起不孕不育的原因可分为男性不育和女性不孕。女性不孕的病因又包括排卵障碍、输卵管异常、不明原因的不孕、子宫内膜异位症和免疫学不孕等其他原因。男性不育主要是生精异常及排精障碍。

点按选穴

1. 女子不孕

选穴：肾俞、白环俞、膈俞、关元、三阴交、子宫。

解析：女子不孕多因宫寒，受精卵不易着床所致。冲任空虚，不能温养受精卵。关元穴为人体元阴元阳关藏之地，可以培补元气。白环俞穴可以固肾益精、调经止带，主治女性白带过多。膈俞、三阴交穴可以调补冲任。肾俞穴配伍子宫穴可以暖宫助阳，驱散下焦湿寒。而且子宫穴可以调经种子、理气止痛。

点按方法：用中等刺激强度，点按 20 ~ 30 分钟。

2. 男子不育

选穴：肾俞、命门、白环俞、关元、三阴交。

解析：男子不育主要因为肾精不足，命门火衰。白环俞穴可以固肾益精、调经止带，主治男子遗精白浊。关元、三阴交穴远近配穴可以调补肝肾。肾俞、命门穴可以补益肾精、振奋肾经功能。

点按方法：用中等刺激强度，点按 20 ~ 30 分钟即可。

其他疗法

1. 艾灸疗法

操作方法：取艾条在小腹部和腰骶部艾灸，小腹部以神阙、中极穴为主，腰骶部以命门、腰眼穴为主。每次 10 ~ 20 分钟，以皮肤潮红为度。每日 1 次或隔日 1 次，10 次为 1 个疗程，结束后隔 1 周再继续治疗。

2. 虫草羊肉汤

原料：羊肉 750 克，淮山药 30 克，冬虫夏草 20 克，枸杞 15 克，蜜枣、生姜、盐各适量。

制法：冬虫夏草、淮山药、枸杞、生姜、蜜枣洗净，备用；羊肉洗净，切块，放入开水中去除膻味。在锅中加入适量清水，放入所有原料，武火煮沸后，文火煮 3 小时，加盐调味即可。

功效：益精壮阳、温补肝肾，适合肾阳不足、子宫发育不良者食用。

生活提示

1. 保持情绪稳定，不急躁易怒，也不灰心丧气。

2. 保证性生活质量，注意阴部卫生，不过度损伤肾精、虚耗肾气。

3. 饮食宜丰富而不油腻，忌寒凉辛辣刺激性食物。

4. 保证充足的睡眠，避免熬夜。

妊娠呕吐

妊娠呕吐发生于妊娠早期至妊娠 16 周之间，多见于年轻初孕妇。一般停经 40 日左右出现早孕反应，包括头晕、疲乏、嗜睡、食欲不振、偏食、厌恶油腻、恶心、呕吐等，之后逐渐加重，直至频繁呕吐，不能进食，呕吐物中可有胆汁或咖啡样物质。

妊娠呕吐症状的严重程度和持续时间因人而异，多数在孕 6 周前后出现，孕 8～10 周达到高峰，孕 12 周左右自行消失。少数孕妇早孕反应严重，可引起失水及电解质紊乱，并动用体内脂肪，使其中间产物丙酮聚积，引起代谢性酸中毒。并可导致孕妇体重明显减轻、面色苍白、皮肤干燥、脉搏减弱、尿量减少等症状，严重时甚至出现血压下降，引起肾前性急性肾衰竭。

❀ 点按选穴 ❀

选穴：内关。

解析：内关穴为心经穴位，具有宽胸理气、降逆和胃、宁心安神的作用，可以治疗任何原因引起的恶心呕逆，是临床上的止呕要穴。

点按方法：妊娠呕吐时可以重度刺激内关穴，长按 5 秒，效果显著，但以孕妇耐受为宜。由于女性妊娠期间不宜随便点按穴位，因此除了内关穴之外，其他穴位要慎重点按，以免不小心点按到活血祛瘀的穴位引发流产或损伤胎气。

1. 艾灸疗法

操作方法：妊娠恶心发作时，取艾条熏灸内关穴，2～6分钟，至皮肤潮红为佳。

2. 红枣糯米粥

原料：糯米60克，红枣30克，生姜3片，红糖适量。

制法：糯米、红枣放入锅中，加水熬煮成粥，快熟时加入生姜和红糖，再煮沸即可。

功效：糯米营养丰富，为温补强壮食品，具有补中益气、健脾养胃、止虚汗等功效，对妊娠呕吐有一定的缓解作用。

生活提示

1. 饮食宜清淡，少食多餐，保证腹中胎儿有足够的营养摄入。
2. 适当晒太阳，适度运动，增强体质。
3. 保证每天有充足的休息，但不要嗜睡。

169

胎位不正

胎儿在子宫内的位置叫胎位。正常的胎位整个胎体呈椭圆形，称为枕前位。除此外，其余的胎位均为异常胎位。在妊娠30周前，胎位可异常，之后多会自动转为枕前位。

胎位异常一般指妊娠30周后，胎儿在子宫体内的位置不正，多见

第四章　选穴配穴处理好，妇科儿科显疗效

于腹壁松弛的孕妇和经产妇。胎位异常包括臀位、横位、枕后位、颜面位等，其中以臀位多见，而横位对母婴危害最大。由于胎位异常会给分娩带来不同程度的困难和危险，因此应早期纠正，避免难产。

中医学认为，胎位不正的病机主要是气血虚弱与气滞血瘀，临床可见孕妇素体虚弱、正气不足、神疲肢软而无力促胎转正；或因平素过度安逸，或感受寒邪，寒凝血滞，气不运行，血不流畅，气滞血瘀；或因怀孕惊恐气怯，肝气郁滞，气机失畅，而致胎位不正。

点按选穴

选穴：双侧至阴穴。

解析：至阴穴具有通经活络、舒筋转胎的功效，为临床上治疗胎位不正的经验效穴。

点按方法：点按时用重度刺激点按 100 次，不过总体以孕妇耐受程度为宜。

其他疗法

1. 艾灸疗法

操作方法：治疗时嘱孕妇松解腰带，坐在靠背椅上，或者仰卧在床上，以艾条灸双侧至阴穴 15～20 分钟，每日 1～2 次，至胎位转正为止。

2. 膝胸卧位法

操作方法：在硬板床上，胸膝着床，臀部抬高，大腿和床垂直，胸部尽量接近床面，注意做前要空腹、松开腰带。每天早晚各 1 次，每次做 15 分钟，连续做 1 周，每周检查一次胎位是否转正。

生活提示

1. 30 周前胎位不正，胎儿可自行回转，30 周后胎位不正可以借助点按手法调整胎位。

2. 胎位不正的孕妇，30 周前可以通过运动矫正胎位，30 周后如果出现前置胎盘的现象，需要卧床休息，不能过度走动，临产时需要提前剖腹产，否则容易出现大出血现象。

3. 无论什么情况，都要保持心态平和，随时和医生联系，保证自身和胎儿安全。

产后缺乳

产后缺乳指产后乳汁甚少或全无，又称乳少，多发生在产后数天至半个月内，也可发生在整个哺乳期，属西医学乳汁分泌及排出失常范畴。先天性乳腺发育不良或手术创伤等损伤乳腺，均可导致产后乳汁分泌障碍。哺乳方法不正确，如产后开乳过迟，或哺乳不定时，或乳汁不能排空，或胎儿吸吮力差对乳头吸吮刺激弱等，降低了对垂体的反射性刺激，导致垂体分泌催乳素减少，而乳汁潴留腺腔内使腺上皮受压而萎缩变性，均可造成乳汁分泌减少。同时，产妇焦虑、恐惧等不良情绪，也可抑制垂体释放催乳素和催产素，既使乳汁分泌减少，又使乳腺腺泡和导管壁肌上皮细胞收缩力减弱，影响乳汁的排出，导致乳汁不足。另外，产妇体虚或产后调理不当，营养不良，也会使乳汁生成减少，导致产后乳少。

一般情况下，乳少比较常见的中医辨证分型有 2 种。一种是气血虚弱型，表现为产后哺乳时乳汁不足，甚或全无，乳房无胀感而柔软，乳汁量少清稀，伴面色无华、神疲倦怠、纳食量少、舌质淡白或淡胖、苔薄白、脉细弱。另一种是肝郁气滞型，表现为产后突然为七情所伤，乳汁骤减或点滴皆无，乳汁量少质稠，乳房胀硬而痛，或伴结块，或有微热，伴精神抑郁、胸胁胀满、食欲减退、舌质暗红或尖边红、苔薄或微黄、脉弦。

点按选穴

选穴：膻中、乳根、少泽。

解析：膻中穴可以调气理气，通经下乳；乳根穴可以疏通阳明经气，以催乳；少泽穴为临床上的催乳效穴。三穴联合使用可以疏通经脉，充养气血。若失血过多，可以加膈俞、肝俞穴以养血。若胸胁胀满，可以加期门穴以宽胸散结。若气血虚弱，可以加脾俞、足三里穴以养血益气。若肝郁气滞，可以加内关、太冲穴，以疏肝理气。

点按方法：用中等刺激强度，点按 20~30 分钟。

其他疗法

1. 梅花针疗法

操作方法：取梅花针在背部第 2~5 胸椎旁开 2 寸处由上至下垂直叩刺，每排叩刺 4~5 次，再由肋间向左右散刺，每斜行叩打 5~7 次；并在两乳旁做放射性叩刺，用轻刺激，每天 1 次，避免重刺激损伤皮肤。

2. 热敷疗法

操作方法：取开水 1 盆，干净毛巾 2 条，把毛巾浸入开水中，微微拧干，热敷在乳房处，从肋间向乳头处推揉乳房，促进排乳，每次 2 盆开水，每日 3 次左右，尤其在产后 3 天内进行效果奇佳。

生活提示

1. 剖腹产产妇泌乳比正常生产产妇会慢一些，这属于正常现象，不可操之过急。

2. 正常情况下产后 3 天基本上就会泌乳，所以产妇要保证心态平和，并一定要让新生儿多吮吸，以促进乳汁分泌。

3. 条件允许的情况下，产妇要多喝鸽子汤、鲫鱼汤、牛肉汤等催乳汤，促进乳汁分泌，保证有足够的奶水供婴儿食用。

4. 妇产医院周围有很多所谓"催乳师"，不要过于轻信，有的按摩手法不对会造成乳腺损伤。

阴　痒

阴痒是指妇女外阴瘙痒，甚至痒痛难以忍耐，坐卧不安，有时可波及到肛门周围，或伴有带下增多等，也称为"阴门瘙痒"。本病可见于滴虫性阴道炎、霉菌性阴道炎、外阴白斑等，是妇科最常见的疾病之一，各年龄段的女性均可发病。

中医学认为，阴痒可以分为湿热下注、肝肾阴虚 2 种类型。湿热下注型多表现为外阴或阴道内瘙痒、甚则痒痛，心烦睡不着、坐卧不安，口苦而腻、脾胃不舒、带下量多、色黄绿像浓汁一样，气味腥臭。肝肾阴虚型多表现为阴部干涩、灼热瘙痒，或见五心烦热、头晕目眩、腰酸耳鸣、带下量少色黄，舌红苔少，脉细数无力。

点按选穴

选穴：中极、下髎、三阴交。

解析：中极穴可以清利下焦湿热；三阴交穴可以健脾除湿，补益肝肾；下髎穴可以清利湿热，通调二便。三穴配伍可以清利湿热，滋补肝肾。血海、阴陵泉、蠡沟穴能够加强清利湿热的作用。照海穴能益阴清热，止痒。若奇痒难忍加横骨、大敦穴，可以清热止痒。若心烦少寐加间使穴，可以清心安神、宽胸和胃。

点按方法：以中等刺激，每个穴位按摩 100 次。

❈ 其他疗法 ❈

耳穴按摩

操作方法：参照耳穴示意图（图见 P261），找到神门、脾、肝、卵巢、外生殖器对应区，每次选 3 个区，用重度刺激，按摩 10 ~ 20 分钟，每日 1 次。

❈ 生活提示 ❈

1. 注意阴部卫生，尤其在夫妻生活、术后、产后更要注意清洗外阴。
2. 饮食宜清淡，忌辛辣、油腻、生冷性食物。
3. 保持心态平和，忌忧虑多思。

更年期综合征

更年期综合征指女性绝经前后出现性激素波动或减少所致的一系列以植物神经系统功能紊乱为主，伴有神经心理症状的一组症候群。更年期综合征出现的根本原因是生理性、病理性或手术引起的卵巢功能衰竭。卵巢功能一旦衰竭或被切除和破坏，卵巢分泌的雌激素就会减少。女性全身有 400 多种雌激素受体，几乎分布在女性全身所有的组织和器官中，接受雌激素的控制和支配，一旦雌激素减少，就会引发器官和组织的退行性变化，出现一系列的症状。最典型的症状是潮热、盗汗、心悸、失眠、乏力、抑郁、多虑、情绪不稳定、易激动、注意力难以集中等。大多数女性可出现轻重不等的症状，有的人在绝经过渡期症状已开始出现，持续到绝经后 2~3 年，少数人可持续到绝经后 5~10 年症状才有所减轻或消失。人工绝经者往往在手术后 2 周即可出现更年期综合征，术后 2 个月达高峰，可持续 2 年之久。

中医学认为，更年期综合征是肾气不足、月经衰少，以至阴阳平衡失调而造成的。因此在治疗时，以补肾气、调整阴阳为主要方法。

点按选穴

选穴：关元、三阴交。

解析：关元穴可以培补元气、调经止带，配伍三阴交穴可以温通经脉，治疗月经不调。若肾阳虚加照海穴，可以宁心安神、清利咽喉、通调二便。若头晕耳鸣可加太溪穴。腰膝酸软者可加肾俞、腰眼穴。

点按方法：取仰卧位，用中等刺激强度，揉按 20~30 分钟。

其他疗法

莲子百合粥

原料：莲子、百合、粳米各 30 克。

制法：莲子、百合、粳米洗净，一同放入锅中，加水煮粥，每日早、晚各服 1 次。

功效：本方适用于绝经前后心悸不寐、怔忡健忘、肢体乏力、皮肤粗糙者。

生活提示

1. 注意饮食营养。更年期有头昏、失眠、情绪不稳定等症状的人，要选择富含 B 族维生素的食物，如粗粮（小米、麦片）、豆类、瘦肉、牛奶等；少吃盐，避免刺激性食品，如酒、咖啡、浓茶、胡椒等。平时还应多食一些猪肝、蔬菜和水果。如果食欲不振，厌油腻，可用红枣、桂圆加红糖做成红枣桂圆汤饮用，或用红枣、红小豆煮粥食用，具有健脾补血的功效。身体发胖、胆固醇增高者，应选择含优质蛋白质和胆固醇低的食物，如瘦肉、鸭肉、鱼类等。

2. 要加强身体锻炼。提倡跳绳、长跑等运动，提高人体对刺激的敏感性，使人精神愉快，食欲增加。不过要根据自身情况进行合理安排，保障运动的合理性。

乳房萎缩下垂

乳房萎缩下垂绝大多数是由于后天形成的，且大多数是受怀孕哺乳影响。除此之外，过早生育、多次流产以及长期的月经不调等原因造成体质虚弱、内分泌失调；疾病或恶意减肥，体重在短时间内骤减等各种原因导致的胸部肌肉失去悬韧带支持；胸部皮肤缺少正确、合理护理，皮肤失去弹性；或人体自然衰老等原因都会导致乳房下垂与松弛。

中医学认为，乳房的部位和生理功能与肝、脾、胃、肾及冲任二脉等脏腑经络密切相关，故将乳房萎缩下垂分为以下4种常见类型：

1. 肾气不足型

表现为形体瘦小，发育迟缓，青春期后乳房小于正常或没有发育，月经稀少或者未来潮，女性特征不明显，身体虚弱，疲乏无力，舌淡苔白或少苔，脉沉迟无力。

2. 脾胃虚弱型

表现为形体消瘦，乳房干瘪或者下垂，面色苍白或者萎黄，食少倦急，腹胀便溏，月经量少淋漓不尽，白带清稀淋漓不绝，舌体胖大，舌边有齿痕，舌质淡，苔白或白腻，脉虚细无力。

3. 气血两亏型

表现为乳房缩小或下垂，面色苍白，唇甲无华，食欲不振，心慌气短，月经后延，量少色淡，苔白，脉细无力。

4. 冲任不调型

表现为乳房缩小渐渐失去弹性，松弛下垂，月经不调或者闭经，婚后不孕不育，小腹坠胀，腰膝酸痛，虚烦乏力，精神不振，舌红苔少，脉沉迟或者沉弦。

◈ 点按选穴 ◈

1. 肾气不足型

选穴：百会、膻中、脾俞、胃俞、天池、乳根、天枢、足三里、三阴交、夹脊穴（第9胸椎至第1腰椎）。

解析：以上穴位可以补肾益气，对于乳房萎缩下垂有一定的缓解作用。

点按方法：按摩20~30分钟，力度中等即可。

2. 脾胃虚弱型

选穴：百会、膻中、天池、乳根、足三里、三阴交、神封、夹脊穴（第1腰椎至第5腰椎）。

解析：以上穴位可以补脾益胃，补虚弱。

点按方法：联合按揉20~30分钟，力度中等即可。

3. 气血两亏型

选穴：心俞、膈俞、天池、乳根、神封、气海、足三里、三阴交、百会、夹脊穴（第9胸椎至第2腰椎）。

解析：以上穴位可以滋补气血。

点按方法：联合按揉20~30分钟，力度中等即可。

4. 冲任不调型

选穴：百会、膻中、带脉、天池、肾俞、乳根、大敦、三阴交、合谷、子宫、夹脊穴（第9胸椎至第2腰椎）。

解析：以上穴位可以调和冲任。

点按方法：联合按揉20~30分钟，力度中等即可。

其他疗法

山药炖猪蹄

原料：山药100克，猪蹄250克，花生仁（生）30克，盐适量。

制法：山药洗净，去皮切块；猪蹄洗净，切块，入沸水中焯一下，捞出；将山药、猪蹄、花生仁放入砂锅中，加精盐及适量水，中火炖至猪蹄烂熟即可。

功效：此炖菜可补充雌激素、蛋白质、脂肪、胶原蛋白、锌等，还有丰乳作用。

生活提示

合理饮食可控制身体脂肪的增减。营养丰富并含有足量动物脂肪和蛋白质的食品，可使身体各部分储存的脂肪丰满，包括在乳房组织内堆积的脂肪。乳房内脂肪含量增加，乳房自然会丰满。

小儿顿咳

顿咳也称时行顿咳、疫咳、鹭鸶咳，是小儿常见的呼吸道传染病之一。多见于1~5岁小儿，常发生在冬春季节。临床上以阵发性痉挛咳嗽，咳后伴有鸡鸣样深吸气回声为特征。本病相当于西医的百日咳。

本病主要是外感时行疫疠之气，侵入肺系，肺气不宣，酿液成痰，痰阻气道，肺失清肃，肺气上逆而致痉咳阵作。若咳出痰涎，则气道通畅，气机流行，故痉咳暂止。痉咳发作时，因气机失调，血行不畅，而见面赤耳红、涕泪交进、呕逆作吐、汗出涔涔，甚至大小便遗出等症状。

小儿顿咳初起类似感冒，但咳嗽日渐增剧，日轻夜重。一般情况下，小儿顿咳有以下 3 个发展时期：

1. 初咳期

表现为咳嗽，吐泡沫样痰，伴有打喷嚏、鼻塞流涕，颇似感冒，苔白、指纹淡红。

2. 痉咳期

表现为咳嗽频频阵作，咳后有吸气样回吼声，反复不已，入夜尤甚，痰多而黏腻，咳吐黏痰，呕吐后阵咳暂停，兼见身热、口干舌燥、便秘、小便短赤，或者痰中带血、鼻衄、指纹紫红。

3. 恢复期

表现为顿咳次数和咳嗽时间渐减，回吼声逐渐消失，呕吐减少，兼有咳而无力、痰稀而少、气短声音低弱、指纹青淡。

点按选穴

选穴：列缺、合谷、风门、肺俞。

解析：列缺穴可以宣肺解表，配伍合谷穴可以化痰止咳。风门穴可以祛风散寒。肺俞穴可以化痰解表，解表清肺。初咳期，邪在表，配伍风池穴可以增强解表祛风的功效。痉咳期，肺内痰热炽盛，点按大椎穴可以清泄一身之热，身柱穴可以清泄肺热。恢复期，邪气减退，配伍脾俞、足三里穴可以健脾益气，再合膏肓穴可以加强补虚的功效。

点按方法：每个穴位按摩 50 次，以小儿耐受为度。

其他疗法

1. 耳穴按摩

操作方法：参照耳穴示意图（图见 P261），找到肺、支气管、肾上腺、交感、咽喉对应区，每次选取 3 个区，重度刺激揉按 20～30 分钟，每日 1 次或者隔日 1 次，隔次两耳交替。

2. 穴位贴敷

操作方法：选天突、肺俞、足三里、风门穴，用儿贴灵贴敷，每日 1 次，5 次为 1 个疗程。1 个疗程结束后，停 3 天，若未痊愈可以再用 1 个疗程。

3. 罗汉果柿饼汤

原料：罗汉果 250 克，柿饼 2 个，冰糖少许。

做法：罗汉果、柿饼放入锅中，加水 400 毫升，文火煎至 200 毫升，加冰糖，去渣，分 3 次饮服。

功效：此方可清肺热、去痰火、止咳嗽，对于缓解小儿顿咳效果明显。

生活提示

1. 忌惊吓扰动。顿咳的小儿，应有充分的休息时间，环境应安静，避免不必要的刺激，以免引起阵发性痉咳。切忌大声训斥小儿，更不要用手抠痰，以免刺激喉头引起呕吐，诱发痉咳。在小儿咳嗽发作时，父母不要过分紧张，以免使其心理紧张，痉咳加重。

2. 忌煤烟等气味刺激。室内环境保持清新，避免烟雾、煤气味、油烟味等的刺激，可大大减少小儿痉咳的发生。

小儿惊风

惊风是小儿时期常见的一种急重病证，临床以出现抽搐、昏迷为主要特征，又称"惊厥"，俗名"抽风"。任何季节均可发生，一般以 1～5 岁的小儿多见，年龄越小，发病率越高。其病情往往比较凶险，变化迅速，甚至威胁小儿生命。

惊风的症状，临床上可归纳为八候，即搐、搦、颤、掣、反、引、窜、视。其中任一候的出现，表示惊风已在发作，但惊风发作时，不一定八候全部出现。由于惊风的发病有急有缓，证候表现有虚有实，有寒有热，故临证常将惊风分为急惊风和慢惊风。凡起病急暴，属阳属实者，统称为急惊风；凡病势缓慢，属阴属虚者，统称慢惊风。

中医学将小儿惊风的辨证分为以下 3 种类型：

1. 风热动风

表现为发热骤起，头痛身痛，咳嗽流涕，烦躁不宁，四肢拘急，目睛上视，牙关紧闭，舌红苔白，脉浮数或弦数。

2. 邪陷心肝

表现为高热烦躁，手足躁动，反复抽搐，项背强直，四肢拘急，口眼相引，神志昏迷，舌质红绛，脉弦滑。

3. 惊恐惊风

表现为暴受惊恐后突然抽搐，惊跳惊叫，神志不清，四肢欠温，舌苔薄白，脉乱不齐。

点按选穴

选穴：水沟、大椎、合谷、太冲、十宣、阳陵泉。

解析：水沟穴开窍醒神，大椎穴清泄邪热，太冲穴清泻肝火，合谷穴可以加强诸穴效力。十宣穴点刺出血，可以助水沟穴醒脑，加强清热祛邪的功效。阳陵泉穴舒筋止痉。外感风热动风者加曲池穴，可以加强清热祛邪的功效。中脘、丰隆穴可以清热化痰，行气，开窍醒神。神门穴为心经原穴，可以镇惊宁心。惊恐者配涌泉、印堂、神门穴可以镇惊定神，息风止痉。目上视者可加神庭穴，惊风不止者可加囟会、颅息穴。

点按方法：以小儿耐受为度，每个穴位按摩 5 分钟。

其他疗法

刺络放血疗法

操作方法：点刺十宣、人中，或者合谷、太冲，捻捣片刻，出针，然后用手挤捏出血。

生活提示

1. 急惊风小儿，必须抢救，若在家中发病，父母可用按摩手法进行急救，争取时间，紧急送医院救治。

2. 慢惊风小儿，可用按摩手法进行救治，待症状缓解后再进行辨证施治。

3. 小儿发病时，加强保护，防止患儿咬破舌头，衣服要宽松，及时清除咽喉部的分泌物如痰液等，保持呼吸道通畅，防止窒息。

4. 在抽搐时，不要强行扯拉患儿手足，以防扭伤四肢筋骨。

5. 患儿有乙脑、流脑等脑部病变者，必须尽快到医院就诊。

小儿疳积

小儿疳积是由于喂养不当，或其他疾病的影响，致使小儿脾胃功能受损，气液耗伤而逐渐形成的一种慢性病证。临床以形体消瘦，重者干枯羸瘦、饮食异常、大便干稀不调、腹胀、面色不华、毛发稀疏枯黄、烦躁不宁或萎靡不振、揉眉擦眼、吮指、磨牙为特征。本病发病无明显季节性，5 岁以下小儿多见。

一般来说，中医将小儿疳积分为以下 3 个证型：

1. 疳气证

表现为形体略瘦，或体重不增，面色萎黄少华，毛发稀疏，纳呆少食，腹胀，性急易怒，大便干稀不调，舌质淡，苔薄白，脉细，指纹淡。

2. 疳积证

表现为明显消瘦，面色萎黄少华或面白无华，腹胀膨隆，腹有青筋，纳呆，烦躁易怒，揉眉，挖鼻，疲倦乏力，大便干稀不调，舌质淡，苔白厚腻，脉细滑，指纹紫滞。

3. 干疳证

表现为明显消瘦，枯瘦如柴，面色萎黄或苍白，头发稀疏枯黄，腹凹如舟，精神萎靡，懒言少语，冷漠呆滞，夜寐不安，头大、项细，厌食，哭声无力，便溏或清稀，舌质淡，苔少，脉沉细弱，指纹隐伏不显。

点按选穴

选穴：下脘、足三里、商丘、四缝。

解析：下脘穴可以消积化滞；足三里穴可以健脾和胃；商丘穴可以消食化滞；四缝穴是临床上治疗小儿疳积的经验效穴，左右共有 8 个穴位。积滞者可加建里穴，睡卧不宁者可加间使穴。疳气证可加脾俞、胃俞、公孙穴；疳积证可加中脘、章门、脾俞穴；干疳证可加巨阙、天枢、中脘、百虫窝穴。

点按方法：按摩，每个穴位按摩 5 分钟，以小儿耐受为度。

其他疗法

1. 推拿疗法

操作方法：清补脾经，揉板门，推四横纹，揉中脘，摩腹，揉天枢，按揉足三里，捏脊，适用于疳气证；推脾土，揉板门，摩腹揉脐，捏脊，揉足三里，适用于疳积证；补脾经，推三关，揉外劳宫，运内八卦，掐四横纹，分推腹部，揉腹，点中脘，揉足三里，捏脊，适用于干疳证。

2. 药物外敷疗法

操作方法：莱菔子适量，研末，用水调和，贴敷于神阙穴，外用纱布覆盖，再用胶条固定。每日 1 次，7 日为 1 个疗程。用于疳积证。

生活提示

1. 提倡母乳喂养，乳食定时定量，按时按序添加辅食，供给多种营养物质，以满足小儿生长发育的需要。

2. 合理安排小儿生活起居，保证充足的睡眠时间，经常进行户外活动，呼吸新鲜空气，多晒太阳，增强体质。

3. 纠正小儿饮食偏嗜、过食肥甘滋补、贪吃零食、饥饱无常等不良饮食习惯。

4. 发现小儿体重不增或减轻，食欲减退时，要尽快查明原因，及时加以治疗。

小儿遗尿

一般情况下，小儿在 3~4 岁开始控制排尿，如果 5~6 岁以后还经常性尿床，每周 2 次以上并持续达 6 个月，医学上将其称为"遗尿症"。小儿遗尿分为原发性遗尿和继发性遗尿。原发性遗尿是指小儿从小至就诊时一直有遗尿，而继发性遗尿是指小儿曾经停止遗尿至少 6 个月，之后又发生遗尿。小儿遗尿以原发性遗尿多见，其中尤以夜间遗尿最常见，并以男孩多见；夜间遗尿者约有半数每晚尿床，甚至每晚遗尿 2~3 次，白天过度活动、兴奋、疲劳后或因躯体疾病往往遗尿次数更多，日间遗尿较少见。且遗尿患儿常伴有夜惊、梦游、多动或其他行为障碍。

一般情况下，中医将小儿遗尿分为 2 种类型：

1. 肾气不足

表现为睡中遗尿，醒后方觉，一夜可发生 2~3 次，面色苍白，小便长，精神萎靡。

2. 脾肺气虚

表现为睡中遗尿，但尿频量少，精神倦怠，四肢乏力，食欲不振，大便稀溏。

点按选穴

1. 肾气不足

选穴：关元、中极、肾俞、膀胱俞、太溪。

解析：关元穴配伍肾俞、太溪穴，可以补益肾气。膀胱俞穴配伍中极穴，可以振奋膀胱功能，从而约束膀胱，统摄小便。

点按方法：按摩 20 ~ 30 分钟，以小儿耐受为度。

2. 脾肺气虚

选穴：气海、太渊、三阴交、足三里。

解析：气海穴可以调补中焦，扶阳补气；足三里、三阴交穴可以健脾益气；太渊穴可以补益肺气和脾气。

点按方法：按摩 20 ~ 30 分钟，以小儿耐受为度。

其他疗法

耳穴按摩

操作方法：参照耳穴示意图（图见 P261），找到肾、膀胱、皮质下、尿道区、敏感点对应区，每次选取 3 个区，重度刺激按摩 20 ~ 30 分钟，以小儿耐受为宜，每日 1 次或者隔日 1 次，7 次为 1 个疗程，1 个疗程结束后，停 1 周可以继续治疗。

生活提示

1. 自幼培养小儿按时排尿的习惯。

2. 积极预防和治疗引起小儿遗尿的原发病。

3. 晚饭及睡前少给小儿流质饮食，少喝水。

4. 勿使小儿精神紧张，培养和加强小儿治愈疾病的信心。

5. 注意忌口，忌食寒凉、生冷、燥热之品。

小儿夜啼

啼哭是婴儿的一种本能性反应，在婴儿尚未有语言表达能力时，"哭"就是婴儿表达要求或痛苦的一种方式，如饥饿、口渴、衣着过冷或过热、尿布潮湿、臀部皮肤糜烂、湿疹作痒等都可能导致婴儿啼哭，这些都是正常反应。不过有一些孩子，白天好好的，可是一到晚上就烦躁不安、哭闹不止，人们习惯上将这些孩子称为"夜哭郎"，其实这是小儿夜啼，是婴儿时期常见的一种睡眠障碍，多见于半岁以内的婴幼儿。

中医学认为，小儿夜啼常因脾寒、心热、惊骇、食积而发生。主要分为以下4种类型：

1. 脾胃虚寒

表现为小儿面色青白，四肢欠温，喜伏卧，腹部发凉，弯腰蜷腿哭闹，不思饮食，大便溏薄，小便清长，舌淡苔白，脉细缓，指纹淡红。

2. 心热受惊

表现为小儿面赤唇红，烦躁不安，口鼻出气热，夜寐不安，一惊一乍，身腹俱暖，大便秘结，小便短赤，舌尖红、苔黄，脉滑数。

3. 惊骇恐惧

表现为夜间啼哭，面红或泛青，心神不宁，惊惧不安，睡中易醒，梦中啼哭，声惨而紧，呈恐惧状，紧偎母怀，脉象唇舌多无异常变化。

4. 乳食积滞

表现为夜间啼哭，厌食吐乳，嗳腐泛酸，腹痛胀满，睡卧不安，大便酸臭，舌苔厚腻，指纹紫滞。

点按选穴

选穴：水沟、大椎、合谷、太冲、十宣、阳陵泉。

解析：水沟穴开窍醒神，大椎穴清泄邪热，太冲穴清泻肝火，合谷穴可以加强诸穴效力。十宣穴点刺出血，可以助水沟穴醒脑，加强清热祛邪的功效。阳陵泉穴舒筋止痉。脾胃虚寒加脾俞穴可以健脾益气，加中脘、足三里穴可以加强补益脾胃、散寒祛邪的功效。神门穴为心经原穴，可以镇惊宁心。惊恐配涌泉、印堂、神门穴，可以镇惊定神，息风止痉。

点按方法：按摩 20~30 分钟，以小儿耐受为度。

其他疗法

1. 中药贴敷法

操作方法：将艾叶、干姜粉炒热，用纱布包裹，熨小腹部，从上至下，反复多次。或用丁香、肉桂、吴茱萸等量研细末，置于普通膏药上，贴于脐部。

2. 艾灸疗法

操作方法：将艾条燃着后在神阙穴周围温灸，以皮肤潮红为度。每日 1 次，连灸 7 日。

生活提示

1. 要注意防寒保暖，但也勿衣被过暖。

2. 孕妇及哺乳期女性不可过食寒凉及辛辣热性食物，勿受惊吓。

3. 不可将婴儿抱在怀中哄睡，不要通宵开着灯，要让小儿从小养成良好的睡眠习惯。

4. 注意保持周围环境安静祥和，检查衣服被褥有无异物刺伤皮肤。

5. 婴儿无故啼哭不止时，要寻找原因，如饥饿、过饱、闷热、寒冷、虫咬、尿布浸渍、衣被刺激等，除去引起啼哭的一般原因，再看婴儿是否患有夜啼，寻求解决方法。

小儿营养不良

营养不良是由于热量和蛋白质不足而导致的慢性营养缺乏症，多见于婴幼儿期。目前所见的营养不良多为婴儿期喂养方法不当或由疾病因素所造成，长期摄食不足是营养不良的主要原因，如多产、双胎及早产儿若不注意科学喂养，常可引起营养不良。唇裂等先天畸形及结核等慢性消耗性疾病，也可产生营养不良。表现为体重不增或减轻，皮下脂肪逐渐消失，一般顺序为腹、胸背、腰部、双上肢、双下肢、面颊部。重者肌肉萎缩，运动功能发育迟缓，智力低下，免疫力差，易患消化不良及各种感染。

营养不良可分为三度，体重比正常小儿平均体重减少 15%~25% 为一度；减少 25%~40% 为二度；减少 40% 以上为三度。

点按选穴

选穴：曲池、足三里。

解析：足三里穴健脾益气，配伍曲池穴可以加强健脾通络、调节阴阳的作用。若有肺热现象可以加列缺、合谷穴宣肺解表。若有湿热之象可以加阴陵泉穴清热利湿。正气虚加肝俞、肾俞、太溪穴，可以补益肝肾，再配伍髓会、悬钟穴可以填精益髓。

点按方法：按摩 20~30 分钟，以小儿耐受为度。

❧ 其他疗法 ❧

1. 黄鳝鸡内金食疗法

原料：黄鳝 1 条，鸡内金 10 克，盐适量。

制法：将黄鳝去内脏，切块放入碗中，加鸡内金、盐搅拌均匀，蒸熟后食用。

功效：此方可补中益气，适合小儿营养不良者食用。

2. 穴位贴敷法

操作方法：取桃仁、杏仁、生山栀各等份，冰片、樟脑少许。将前 3 味药共研细末后，加入冰片、樟脑混匀，每次取 20 克左右，用鸡蛋清搅拌成糊状，干湿适宜，敷于双侧内关穴，用纱布包扎 24 小时，隔日 1 次。

3. 捏脊法

操作方法：每晚临睡前给孩子捏脊 5 遍，7 日为 1 疗程。1 个疗程结束后可休息 1 周再继续第 2 疗程的治疗。孩子肌肤娇嫩，捏脊时可用些按摩油或凡士林。

❧ 生活提示 ❧

1. 若发现小儿体重不增不减、脂肪减少、肌肉松弛、面色稍苍白，应及时去医院检查治疗。

2. 母乳是小儿最好的食品，因此提倡母乳喂养。如没有母乳，人工喂养要注意方法，按年龄及时添加辅食，掌握先稀后干、先素后荤、先少后多的原则。1 岁左右断乳，给予易于消化且具有营养的食品。

3. 多带孩子参加户外锻炼，呼吸新鲜空气，多晒太阳，增强体质。

第五章

五官科用点穴法，标本兼治

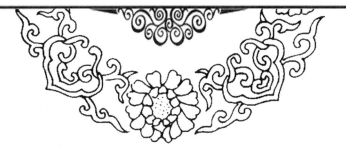

睑腺炎

睑腺炎又称麦粒肿，俗称针眼，是指眼睑周围或是眼睑内生有形如麦粒的小囊肿，红肿疼痛，易成脓破溃的眼科常见病。本病可发生于任何年龄，抵抗力低下的儿童、老人、糖尿病病人，营养不良或其他慢性消耗性疾病病人。一般情况下，中医将睑腺炎分为以下3种类型：

1. 外感风热

风热之邪客于眼睑，气血壅阻，凝滞结聚形成本病。初起眼睑痛痒、红肿，继而局部有硬节，形如麦粒，可伴有恶风发热，头痛，咳嗽，苔薄黄，脉浮数。

2. 脾胃湿热

过食辛辣炙煿，或脾胃素有积热，上攻于目，气血凝滞，阻于眼睑皮肤经络之间，发为本病。眼睑红肿疼痛，有黄白色脓点，或见白睛臃肿，耳前有肿核压痛，口臭，耳热便秘，小便黄赤，苔黄腻，脉滑数。

3. 脾虚夹实

余热未消，热毒蕴伏，体质虚弱，卫外失固，感风邪而屡发。针眼频发，面色少华，疲乏无力，口渴，便秘尿黄，舌质淡，苔薄白、脉数。

点按选穴

1. 外感风热型

选穴：睛明、合谷。

解析：睛明穴可以泄热明目，祛风通络。合谷穴对于外感风邪有祛除的作用。

点按方法：合谷穴以中等力度按揉100次，对于面部的睛明穴要轻轻按揉，最好睡前按揉 20 分钟。而且按揉之前要注意修剪指甲，避免划伤眼睛，注意手部卫生，防止眼部感染。

2. 脾胃湿热型

选穴：四白、瞳子髎、承泣、厉兑、内庭。

解析：四白、瞳子髎、承泣穴有散发脾热、疏散风热、明目止痛等功效。厉兑、内廷穴在足部趾缝间，对于泻胃火有很好的疗效。

点按方法：可用中等刺激，主要以病人耐受为度，按摩 30 分钟。四白、瞳子髎、承泣三穴在面部，治疗的时候需要点按有度，不要过于刺激。注意眼部卫生，防止感染。

3. 脾虚夹实型

选穴：三阴交、足三里、合谷、曲池。

解析：三阴交、足三里穴为养生保健要穴，对于脾肾虚弱有调整作用。合谷、曲池穴为肺经上的穴位，对于外感实证有很好的效果。

点按方法：重度或者中等力度点按每个穴位 100 次，不过总体以病人耐受为度。

其他疗法

刺络拔罐疗法

操作方法：取患侧大椎穴，先用三棱针点刺放血少许，然后在该穴位处闪火法拔罐，留罐 10 分钟左右。此法临床效果非常明显，基本上 1 次即可治愈，立竿见影。

生活提示

1. 多食用富含维生素的果蔬，少食肥甘厚腻辛辣之品。

2. 加强锻炼，增强体质，保证睡眠时间和质量。

3. 禁止对睑腺炎做不正当挤压，以免病菌向眼眶内甚至颅内扩散。

4. 因其他疾病引起的睑腺炎，属于顽固性复发者，应该针对原发病治疗。如有慢性结膜炎的病人应该彻底治疗慢性结膜炎，以免引发睑腺炎。

5. 养成良好的卫生习惯，不用脏手或不干净的手帕擦拭眼睛。

6. 糖尿病病人或其他慢性消耗性病人需要注意，在治疗原发病同时要注意营养，适当活动。

红血丝

红血丝是一种习惯性称呼，学名为面部毛细血管扩张症，是指由于面部毛细血管扩张而导致的面部发红或红丝显现，是一种较常见的损容性疾病。面部毛细血管症分为暂时性扩张和持续性扩张。暂时性扩张主要表现为面部呈阵发性发红，以两颧为中心向周围呈斑片状潮红区，中间色深，周围色浅，伴有轻微灼热感和瘙痒。持续性毛细血管扩张症表现为面部皮肤上出现细小的红丝，有的相互交织为网状，多见于两颧、两颊和鼻部。本病多发于寒凉、干燥、风沙及日夜温差较大的地区，农村多于城市，女性多于男性，皮肤白皙多过皮肤黝黑。

中医学认为，本病由于素体血热，外感风吹日晒、药毒入侵、邪壅于肌肤、化火上攻，伤及颜面经络；或者由于素体阳虚，阴寒内盛，血脉运行不畅，外感风寒侵袭，瘀血阻于浮络。具体分为以下类型：

1. 热邪伤络

表现为面部皮肤潮红因内外界刺激而发，或毛细血管扩张呈鲜红色，偶有灼热感，口干喜饮，五心烦热，失眠多梦，舌红，苔少，脉弦数。

2. 瘀血阻络

表现为病程较长，面部皮肤暗淡，毛细血管扩张呈紫色，女性月经不调，舌紫暗或有瘀斑，苔少，脉弦细。

3. 风寒袭络

表现为两颧皮肤潮红，红斑中的红血丝缕缕呈现蚯蚓状，皮肤干燥，一般生长在寒凉地区的女性多患有此病。

点按选穴

1. 热邪伤络型

选穴：阿是穴、太阳、颧髎、下关、颊车、内庭、合谷、曲池、大椎、三阴交、太溪。

解析：阿是穴是身上的疼痛点，配合以上诸穴使用可以活血化瘀。

点按方法：可用中等刺激，主要以病人耐受为度，按摩 30 分钟。

2. 瘀血阻络型

选穴：合谷、膈俞、内关、血海、太冲。

解析：合谷穴配伍膈俞、血海、太冲穴，对于瘀血病证有很好的疗效。内关穴是心经上的穴位，心主血脉，对于行气血、去瘀血有很好的效果。

点按方法：可用中等刺激，主要以病人耐受为度，按摩 30 分钟。

3. 风寒袭络型

选穴：太阳、颧髎、下关、颊车、风池、风府。

解析：风池、风府穴为祛风要穴。太阳、颧髎、下关、颊车穴在面部，病位所在，穴位主治所及，对于各种情况导致的红血丝都有治疗效果。

点按方法：可用中等刺激，主要以病人耐受为度，按摩 30 分钟。

其他疗法

苹果蜂蜜面膜

操作方法：苹果去皮，用榨汁机打成泥，加入适量鸡蛋清、牛奶、蜂蜜、面粉，和成糊状。脸部清洁后，将苹果糊敷于面部，20 分钟后用清水洗掉，每周使用 3～4 次，有良好效果。苹果富含维生素，对肌肤有很好的营养作用，加上牛奶、蜂蜜、蛋清的美白、滋润效果，可以有效缓解面部红血丝。

◈ 生活提示 ◈

1. 饮食宜清淡，少食辛辣刺激食物，多食富含维生素的食物。

2. 面部皮肤注意避免风吹日晒，寒冷刺激，或者忽冷忽热，避免干燥。

3. 注意面部皮肤护理，尽量选用刺激性小的化妆品，洗脸水的温度不宜过高，护理皮肤不宜使用热气熏蒸，按摩面部也不要过度用力。

4. 保持七情顺畅，生活规律，劳逸结合。

酒渣鼻

酒渣鼻是发生在面部中央的慢性皮肤病。多见于中年人，初起鼻头潮红，继而肤色加深，见有丘疹或脓包，甚则鼻头增大变厚，表面隆起，高低不平，状如赘疣。

中医学认为，酒渣鼻可以分为以下3种证型：

1. 肺胃积热

人到中年，肺经阳气偏颇，郁而化热，热与血相搏，血热入肺窍，使鼻渐红，由此生病。若肺胃素有积热，复因嗜食辛辣之品，生热化火，火热循经熏蒸，也可使鼻部潮红。

2. 血瘀脉络

寒主收引，风寒客于皮肤，或冷水浴面，以致血瘀于面部，鼻部先红后紫，久则变成暗红。

3. 血热蕴结

表现为鼻部肤色为紫红色，上有红色血丝或者丘疹，饮酒或食辛辣食物后，皮色更红，甚至有红色液体渗出，大便干，小便黄，舌红苔薄黄，脉数。

❧ 点按选穴 ❧

1. 肺胃积热型

选穴：印堂、素髎、迎香、地仓、承浆、颧髎。

解析：以上穴位配伍使用不仅可以治疗酒渣鼻，还可以治疗面瘫。

点按方法：上述穴位都在面部，点按的时候注意刺激强度不宜过大，每个穴位点按50次。

2. 血瘀脉络型

选穴：素髎、合谷、鼻部络脉显露处。

解析：鼻部络脉显露处说明该处为瘀阻血络处，按揉该处可以活血化瘀。搭配素髎、合谷穴使用效果更好。

点按方法：不可心急，需要徐徐渐进，刺激强度最好轻柔缓慢。每次揉按时间以20分钟为宜。

3. 血热蕴结型

选穴：阿是穴、素髎、颧髎、迎香、印堂、上星。

解析：血热容易导致血溢脉外，出现红血丝，针对这种情况治疗方法主要是凉血清热，所以在点按上述面部穴位时，还需要在生活中注意饮食和生活调节。

点按方法：点按的时候注意刺激强度不宜过大，揉按时间20分钟。

❧ 生活提示 ❧

1. 忌辛辣食物，忌饮酒，少饮浓茶。
2. 饮食宜清淡，保持大便通畅，多吃蔬果。

3. 温水洗脸，避免过冷过热刺激，避免不干净的东西接触面部。涂抹药物前应先用温水将鼻子及周围洗干净，并擦干。

面 瘫

面瘫即是面神经麻痹，俗称口眼㖞斜，是指茎乳突孔内急性化脓性面神经炎。主要临床表现为面部肌肉运动障碍，发生口眼㖞斜，本病任何年龄均可发病，但以青壮年多见。起病突然，常在睡眠醒来时，发现一侧面部板滞、麻木、瘫痪，不能做蹙额、皱眉、露齿、吹气等动作，口角歪向健侧，漱口时漏水，病侧眼睑闭合不全。

中医学认为，面瘫多由于正气不足、络脉空虚、卫外不固、风寒风热之邪入经络，气血痹阻，面部足阳明经失于濡养所致。主要分为以下2种证型：

1. 风邪外袭

表现为突然口眼㖞斜，面部感觉异常，耳后隐痛，伴有恶寒发热、头痛异常、舌淡红、苔薄白或薄黄、脉浮数或浮紧。

2. 虚风内动

表现为口眼㖞斜，面部麻木或有板紧之感，面肌瘈动，每于情绪激动或者说话时发生口眼㖞斜，或者闭目难睁，舌质淡、苔薄白或者少苔、脉弦细。

❖ 点按选穴 ❖

1. 风邪外袭型

选穴：风池、地仓、颊车、四白、阳白、合谷。

解析：风池穴可息风，合谷穴去外邪效果较好。地仓、颊车、四白穴均在面部，对于面瘫有调整作用，搭配阳白穴效果更好。

点按方法：由于面瘫，面部感觉并不灵敏，施术的时候一定要注意刺激强度，每个穴位点按50次。

2. 虚风内动型

选穴：颊车、地仓、迎香、四白、颧髎、风池、足三里。

解析：颊车、地仓、迎香、四白、颧髎穴都在面部，对于面瘫有调整作用。风池穴可以息风，能祛外邪，也能祛病人自身因虚所致的内风。足三里穴具有补虚作用。

点按方法：每个穴位都慢慢揉按50次，力度宜轻柔。

其他疗法

1. 抬眉训练

操作方法：上提健侧与患侧的眉目5分钟。抬眉动作主要依靠枕额肌额腹运动。面瘫病人枕额肌额腹的运动功能最容易恢复。

2. 闭眼训练

轻轻地闭眼，两眼同时闭合10～20次，如果不能完全闭合眼睑，露白时可用食指的指腹沿着眶下缘轻轻按摩一下，然后再用力闭眼10次，有助于眼睑闭合功能的恢复。

3. 努嘴训练

努嘴主要靠口轮匝肌收缩完成。面瘫者用力收缩口唇并向前努嘴，努嘴时要用力。口轮匝肌功能恢复后，病人能够鼓腮，刷牙漏水或者进食流口水的症状也会随之消失。努嘴时应同时训练提上唇肌、下唇方肌的运动功能。

4. 鼓腮训练

鼓腮训练有助于口轮匝肌以及颊肌运动功能的恢复。鼓腮漏气时，用手上下捏住患侧口轮匝肌进行鼓腮训练。如果能够进行鼓腮运动，说明口轮匝肌以及颊肌的运动功能可恢复正常，刷牙漏水、流口水以及食滞症状就会消失。

生活提示

1. 急性期、初期不宜食用肥甘厚味、不易消化的食物，烟酒辛辣刺激食物禁止食用，苔白厚腻者、畏寒怕冷者可以进食温热之品。

2. 注意保暖，不可以吹风，保证睡眠质量和睡眠时间，避免急躁的情绪。

3. 每天都要按摩瘫痪面肌，每次 5 ~ 10 分钟，每日 5 次以上。并且在局部皮肤处用温热毛巾贴敷，每次 10 分钟，每日 2 次，注意温度不要过高，以免烫伤。

中耳炎

中耳炎是累及中耳全部或部分结构的炎性病变，可分为非化脓性及化脓性两大类。非化脓性者包括分泌性中耳炎、气压损伤性中耳炎等，化脓性者有急性和慢性之分。中医学称之为"聤耳"。

中医学认为，中耳炎多由外感风热或风寒，长期蓄积，导致体内生热所致。肝胆火热内盛，又有热毒搏结于耳窍，导致热盛肉腐，蚀肌腐膜，化生脓汁；又有风邪进入人体化热，内传肝胆，沿着经脉循行，上攻至耳。中耳炎急性发作，初起耳内瘙痒，继而暴肿赤热，剧烈跳痛，耳窍流脓，伴有怕冷、发热等全身症状；慢性发作常由于肾经虚损所致。中医学将聤耳分为以下 4 种证型：

1. 风热上壅

表现为病初起，耳内疼痛，胀闷闭塞感，听力下降。检查见鼓膜潮红、表面标志不清，并见周身不适，头痛、发热、微恶风寒、舌质红、苔薄黄、脉浮数。

2. 肝胆火热

表现为耳内剧痛，如钻如刺，鼓膜红肿外突，或已芽溃溢脓，全身并见发热、面部潮红、烦躁易怒、口苦咽干、渴欲饮冷、小便黄赤、大便秘结、舌质红、苔黄厚、脉滑数。

3. 脾虚邪滞

表现为病程长，间歇性或持续性耳内流脓，脓液黏白或黏黄，量多少不一，无臭味。检查见鼓膜紧张部中央性穿孔、鼓室黏膜肿胀色淡、听力稍减退，全身并见面色不华、头昏沉重、倦怠乏力、腹胀、食欲不振、便溏、舌质淡胖、苔白微腻、脉缓无力。

4. 肾虚骨腐

表现为耳脓量少，污秽而臭，经年累月不瘥，听力显著减退。鼓膜紧张部后上或松弛部边缘性穿孔，可见或掏出豆腐渣样腐物或见有暗红色肉芽长出，全身并见头晕神疲、腰膝疲软、手足心热、心烦多梦、咽干口燥、舌质偏红、苔薄少、脉细数等肾亏虚之证，或形寒肢冷、面色㿠白、夜尿频数、舌质淡胖、苔白润、脉沉弱等肾阳亏虚之证。

点按选穴

1. 风热上壅型

选穴：风池、翳风、听会、中渚、足临泣、大椎。

解析：翳风、听会均在耳部，对于中耳炎有一定疗效。风池、足临泣、大椎穴具有泄热作用。上述穴位相配对于因风热所致的聤耳效果良好。

点按方法：以可以耐受为度，每个穴位按摩 50 次，适应之后可以逐渐增强力度。

2. 肝胆火热型

选穴：期门、翳风、合谷、耳门。

解析：肝胆火旺所致聤耳主要以泻肝胆火为主。期门、合谷穴有祛火疗效。翳风、耳门穴在耳部，可疗耳疾。肝胆火旺，脾气暴躁，在治疗的时候注意安抚情绪。

点按方法：以可以耐受为度，每个穴位按摩50次，适应之后可以逐渐增强力度。

3. 脾虚邪滞型

选穴：大都、地机、翳风、耳门。

解析：大都、地机穴为脾经的足部穴位，可以健脾和中、泄热止痛。翳风、耳门穴为耳周穴位，可治疗耳疾。

点按方法：以可以耐受为度，每个穴位按摩50次，适应之后可以逐渐增强力度。

4. 肾虚骨腐型

选穴：肾俞、太溪、中渚、翳风、耳门。

解析：肾俞、太溪、中渚穴具有补益肾脏的功效。翳风、耳门穴在耳周，可以疗耳疾。

点按方法：以可以耐受为度，每个穴位按摩50次，适应之后可以逐渐增强力度。

其他疗法

耳针疗法

操作方法：取肾、内耳、内分泌、枕、外耳区，每次取3个区，进行中等刺激，间歇性刺激，每次20～30分钟，每日1次或者隔日1次。此外，耳背放血对于治疗聤耳也有显著疗效。

生活提示

1. 注意耳部卫生，不要乱抠耳朵。聤耳出脓水的时候，注意消毒处理，防止感染。

2. 平素注意调节心情，暴躁易怒会影响病情。

3. 饮食宜清淡，忌辛辣、油腻，保证休息，不要过度用耳。

耳鸣、耳聋

耳鸣是指自觉耳内鸣响，耳聋是指听力减退或者听觉丧失。耳鸣常常是耳聋的先兆，两者在病因及治疗方面大致相同，中医学认为耳鸣、耳聋多由于郁怒、惊恐或者肾气虚弱导致，药物中毒以及高血压、贫血、神经衰弱等疾病也可出现耳鸣、耳聋。

中医学认为，耳鸣、耳聋主要有肝胆火盛、痰火郁结、瘀阻宗脉、肝肾亏损4种类型。肝胆火盛型以突然耳鸣、耳聋，头痛面赤，口苦咽干，心烦易怒，或夜寐不安，大便秘结为主要症状；痰火郁结型以两耳蝉鸣，有时闭塞如聋，胸闷，痰多为主要症状；瘀阻宗脉型以耳鸣、耳聋如塞，面色黧黑，耳流陈血为主要症状；肝肾亏损型以耳鸣、耳聋，兼有头晕目眩、腰酸遗精，或兼有肢软腰冷、阳痿早泄为主要症状。

❖ 点按选穴 ❖

1. 肝胆火盛型

选穴：翳风、听会、侠溪、行间。

解析：肝胆火旺治疗需要泻火，行间、侠溪穴在足部肝经上，可以泻肝胆火。翳风、听会穴在耳周，可以疗耳疾。

点按方法：坐位点按，每个穴位100次，点按力度以病人耐受为度。

2. 痰火郁结型

选穴：太冲、丰隆、听宫、听会、大椎。

解析：丰隆穴可以利水化痰。听宫、听会穴可治疗耳疾。大椎、太冲穴可以泻火。

点按方法：坐位点按，每个穴位 100 次，点按力度以病人耐受为度。

3. 瘀阻宗脉型

选穴：血海、膈俞、听宫、听会、内关。

解析：内关穴为心经穴位，心主血脉，能行气血，加上补血要穴血海和膈俞穴，可以逐瘀血、生新血。听宫、听会穴可以治疗耳疾。

点按方法：坐位点按，每个穴位 100 次，点按力度以病人耐受为度。

4. 肝肾亏损型

选穴：肝俞、肾俞、翳风、听宫、听会。

解析：肝俞、肾俞穴具有很强的补益作用，配伍耳周穴位，对于由于肝肾亏损引起的耳鸣、耳聋有很好的疗效。

点按方法：坐位点按，每个穴位 100 次，点按力度以病人耐受为度。

※ 生活提示 ※

日常生活中，尽量避免接触高分贝噪音，而且不要随意掏耳洞。

鼻　炎

鼻炎即鼻腔炎性疾病，是病毒、细菌、变应原、各种理化因子以及某些全身性疾病引起的鼻腔黏膜的炎症。鼻炎的主要病理改变是鼻腔黏膜充血、肿胀、渗出、增生、萎缩或坏死等。

病毒感染是其首要病因，或在病毒感染的基础上继发细菌感染。已知有 100 多种病毒可引起本病，最常见的是鼻病毒，其次是流感和副流感病毒、腺病毒、冠状病毒、柯萨奇病毒及黏液和副黏液病毒等。病毒传播方式主要是经过呼吸道吸入，其次是通过被污染体或食物进入人体。

中医学认为，鼻炎主要是一种感染外邪，导致鼻塞不通、流涕等类似风寒症状的病症。

点按选穴

选穴：上星、神庭、印堂、风池、合谷。

解析：上星穴具有通鼻窍、清热息风的功效。神庭穴同样具有疗鼻的功效。印堂、风池、合谷穴具有解表祛风的功效。

点按方法：点按30分钟。点按时被施术者取坐位，轻柔点按。

其他疗法

耳针疗法

操作方法：取内鼻、肾上腺、肺、额、内分泌区域，每次选3个区，用强刺激，每次揉按20~30分钟为宜。

生活提示

1. 积极锻炼身体，增强体质，预防外邪入侵，增强抵抗力。

2. 注意劳逸结合，不要过度劳累而使身体抗病能力下降。

3. 远离过敏原。

4. 饮食宜清淡而富于营养，戒除烟酒，少食辛辣刺激之品，患病期间更应注意。

鼻出血

鼻出血是临床常见的症状之一，可由鼻部疾病引起，也可由全身疾病所致。鼻出血多为单侧，少数情况下可出现双侧鼻出血。其出血量多少不一，轻者仅为涕中带血，重者可引起失血性休克，反复鼻出血可导致贫血。中医学认为胃火亢盛会引起鼻出血，又称为衄血。

点按选穴

选穴：厉兑、内庭、解溪、足三里、迎香、印堂。

解析：厉兑、内庭、解溪均为胃经上的穴位，可以清泻胃火。迎香穴为治疗鼻部疾病的经验效穴，配伍印堂穴可以清热、通鼻窍、止血。

点按方法：厉兑、内庭、解溪、足三里穴中等刺激强度，按摩100次。由于鼻出血尚未愈合，在点按印堂、迎香穴时要注意刺激力度，应手法柔和，以促进止血。

其他疗法

绳扎止血法

操作方法：用细绳扎住中指下部可以迅速止血，效果显著。

生活提示

1. 保持房间的安静、清洁，保持室内空气清新，适当开窗通风换气，温度宜保持在18℃～20℃，空气湿度应≥60％。

2. 老年人平日活动时动作要慢，勿用力擤鼻。

3. 饮食要以易消化的软食为主，多吃水果蔬菜，忌辛辣刺激饮食，并保持大便通畅，便秘者可给予缓泻剂。

4. 老年性鼻出血病人多伴有高血压、冠状动脉粥样硬化性心脏病、支气管炎等，应定期防治原发病，必须针对病因进行相应的治疗。尤其是高血压病人，必须尽快将血压控制到正常或接近正常的水平，观察病情变化，并及时到医院就诊。

5. 对于儿童鼻出血者应纠正患儿挖鼻、揉鼻等易导致黏膜损伤的不良习惯。

牙　痛

牙痛是指牙齿因各种原因引起的疼痛，为口腔疾患中常见的症状之一，可见于西医学的龋齿、牙髓炎、根尖周围炎和牙本质过敏等。遇冷、热、酸、甜等刺激时牙痛发作或加重，属中医的"牙宣""骨槽风"范畴。

中医学认为，牙痛主要分为胃火牙痛、风热牙痛、肾虚牙痛3种类型。胃火牙痛以牙痛明显，口臭，口渴，便秘，舌苔黄为主要症状；风热牙痛以牙齿作痛，咀嚼或轻叩时痛甚，牙龈红肿或溢脓，口渴，舌质红，苔黄为主要症状；肾虚牙痛以牙齿隐痛或微痛，咬物时疼痛明显，午后疼痛较重，牙龈微红，牙根浮动，咽干，舌质红为主要症状。

点按选穴

1. 胃火牙痛型

选穴：下关、内庭、颊车、合谷。

解析：合谷穴为止痛要穴，具有泻火功效。内庭穴为胃经上清泻胃火的要穴，配伍颊车、下关穴可以治疗牙痛，效果显著。

点按方法：点按的刺激强度可以适当增加，但以病人耐受程度为主，每个穴位点按50次。

2. 肾虚牙痛型

选穴：太溪、行间、合谷、颊车、下关。

解析：合谷、下关、颊车穴为治疗牙痛的经验效穴。太溪、行间穴可以滋阴、补益肾脏。

点按方法：点按刺激强度，在面部的颊车下关可以稍加轻柔，虎口处合谷和足部太溪、行间可以中等刺激强度，以病人耐受为宜，每个穴位点按 50 次。

3. 风热牙痛型

选穴：下关、大椎、合谷、外关、颊车。

解析：外关穴具有解表邪、退热的功效。下关穴配伍颊车穴可以治疗上、下牙痛。大椎穴为全身退热要穴。合谷穴为治疗虚实牙痛的要穴。以上穴位配伍，退热止痛效果显著。

点按方法：病人取坐位点按，点按刺激强度中等，以可以耐受为宜，每个穴位 50 次。

❖ 其他疗法 ❖

1. 香蕉皮炖冰糖

原料：香蕉皮 2 个，冰糖 30 克。

制法：香蕉皮、冰糖入碗中，隔水炖服，每日 3 次。

功效：养阴生津、润肺止咳，主要用来缓解风热型牙痛。

2. 丝瓜姜汤

原料：鲜丝瓜 300 克，鲜姜 60 克。

制法：将鲜丝瓜洗净切段，鲜姜洗净切片，水煎 1 小时，每日饮汤 2 次。

功效：清热解毒，对于缓解牙龈肿痛效果明显。

❖ 生活提示 ❖

1. 减少或消除病原刺激物，改变口腔环境，创造清洁条件，最实际有效的办法是勤刷牙和漱口。

2. 多吃粗糙、硬质和含纤维质的食物，对牙面有摩擦洁净的作用，减少食物残屑堆积。

3. 养成多吃蔬菜、水果和富含钙、磷、维生素等的食物，要尽可能吃些粗粮，控制碳水化合物的摄入。

咽喉肿痛

咽喉肿痛，又称"喉痹"，是口咽和喉咽部病变的主要症状，以咽喉部红肿疼痛、吞咽不适为特征，见于西医学的急性扁桃体炎、急性咽炎和单纯性喉炎、扁桃体周围脓肿等。

中医学认为，咽喉肿痛主要可以分为外感风热、肾阴不足、肺胃实热3种类型。外感风热型以咽喉赤肿疼痛，吞咽困难，咳嗽，伴有寒热头痛，脉浮数为主要症状；肾阴不足型以咽喉稍肿，色暗红，疼痛较轻，或吞咽时觉痛楚，微有热象，入夜痛感加重为主要症状；肺胃实热型以咽干，口渴，便秘，尿黄，舌红，苔黄，脉洪大为主要症状。

点按选穴

1. 外感风热型

选穴：少商、合谷、尺泽、曲池。

解析：少商、尺泽穴具有泄肺热的功效，曲池穴与合谷穴同为全身泄热要穴。上穴共同配伍，具有强大的泄热解表功效。

点按方法：取坐位，点按可以运用中等刺激强度，每个穴位100次。

2. 肺胃实火型

选穴：商阳、内庭、尺泽、天突。

解析：商阳穴为大肠经穴位，具有泄肺热的功效。尺泽穴位肺经穴位，可以解表泄热。天突穴具有清利咽喉的功效。内庭穴具有清胃火的功效。

点按方法：取坐位，可用中等刺激强度点按，以可以耐受为宜，每个穴位100次。

3. 肾阴不足型

选穴：太溪、照海、鱼际。

解析：太溪穴与照海穴相配伍，具有滋阴降火、导肾虚火下行的功效。鱼际穴为肺经穴位，可以清肺热、利咽喉。上穴共同配伍可以滋阴清热，利咽止痛。

点按方法：取坐位，可用中等刺激强度点按，以可以耐受为宜，每个穴位100次。

其他疗法

白萝卜汤

原料：没削皮的白萝卜3个，蜂蜜适量。

制法：白萝卜洗净，切片，放入锅中加水250毫升，煮沸10～15分钟，取汁冷却后加入蜂蜜搅拌均匀即可。慢慢漱喉并咽下，每天2～3次，连服3～4天即可消除或减轻症状。

功效：白萝卜汤有生津润肺、化痰降气的功效，对于缓解咽喉肿痛效果良好。

生活提示

1. 积极锻炼身体，增强体质，注意劳逸结合，增强免疫力。

2. 饮食宜清淡而富于营养，戒除烟酒，少食辛辣刺激之品，患病期间更应注意。

3. 积极治疗邻近组织器官病变，如急性咽炎、慢性咽炎、急性喉炎等。

近　视

眼睛在调节放松的状态下，平行光线经眼球屈光系统后聚焦在视网膜之前，称为近视。近视眼也称短视眼，因为只能看近不能看远，远视力明显降低，但近视力尚正常。近视眼的发生与遗传因素、发育因素和环境因素均有关。目前已经公认近视眼有一定的遗传倾向，高度近视更是如此。

中医学认为，先天禀赋不足和不良用眼习惯导致肝肾亏损，肝藏血，开窍于目，目得血而能视，久视伤血则导致肝血不能上荣于目，造成近视。

点按选穴

选穴：睛明、攒竹、承泣、风池、肝俞、肾俞、光明。

解析：睛明、攒竹、承泣为眼周穴位，可以调节眼周气血，帮助恢复视力。风池穴可以疏风通络，养血明目。肝俞、肾俞穴可以补益肝肾。光明穴可以益气明目。

点按方法：眼周穴位点按刺激强度宜轻柔，循序渐进。其他穴位宜中等刺激强度，每个穴位点按 50 次。

其他疗法

耳穴按摩

操作方法：参照耳穴示意图（图见 P261），取眼、肝、肾反射区，用中等刺激强度，揉按 30 分钟，隔日 1 次。

《 生活提示 》

1. 近视者普遍缺锌，因此宜多吃一些含锌较多的食物，如黄豆、杏仁、紫菜、海带、羊肉、黄鱼、奶粉、肉类、牛肉、肝类等。

2. 注意钙、硒的摄入。

3. 注意补充维生素 A，如动物肝脏、牛奶、黄色蔬菜、黄鳝；补充维生素 C，如青椒、番薯、草莓。

4. 避免用眼过度，与书保持适当距离，不在阴暗的地方看书，纠正不良看书习惯，不长时间看电子屏幕等。

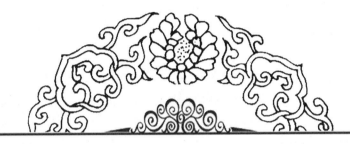

第六章

点穴治疗皮肤病，秀出白嫩好肌肤

黄褐斑

黄褐斑是一种常出现于额部、面颊、鼻翼两侧及口唇周围的皮肤病，表现为黄褐色、暗褐色或深咖啡色的斑片，呈对称性分布，表面光滑，形状大小不一，状似蝴蝶，不高出皮肤或抚不碍手。常在春夏季节加重，秋冬季节减轻。

中医学认为，黄褐斑与人体阴阳、气血、脏腑、经络功能失调导致肌肤缺乏营养供应，气血瘀滞于面部而发生斑点。同时，环境污染、紫外线照射、电子屏幕辐射、失眠、精神紧张、饮食不节、含铅汞等化妆品的使用也可以导致黄褐斑的出现。一般情况下，中医将黄褐斑分为以下 3 个类型：

1. 肝郁气滞

表现为皮损部位多为浅褐色或深褐色斑片，呈地图状或蝴蝶状，面色青黄少光泽，面部黄褐斑多分布在额头两侧、上肢区、外眼角、鼻中部，常常伴有心情抑郁、情志不舒、胃脘胀满、心烦易怒、乳房作胀、心胸憋闷、胁肋胀满。

2. 脾虚湿盛

表现为皮损部位多为灰暗、灰褐色或淡褐色斑片，常常伴有身体乏力、懒气短言、食少纳呆、大便稀溏、带下等症状。

3. 脾肾阳虚

表现为皮损部位多为灰黑色或者暗褐色，以鼻为中心，在颜面部对称分布，常常伴有四肢厥冷、足跟发麻、腰膝酸软、夜尿频、女子月经不调或不孕。

点按选穴

1. 肝郁气滞型

选穴：太阳、颧髎、下关、章门、期门、膈俞、气海、太冲、行间。

解析：章门、期门穴为肝经穴位，可以疏肝胆气滞。太冲、行间穴为肝经足部穴位，具有调节气机的功效。膈俞穴可以活血，气海穴可以补气，太阳、颧髎、下关穴在面部，属于近端取穴，合用对治疗面部黄褐斑有效。

点按方法：点按时刺激强度宜柔和绵长，时间以 20～30 分钟为宜。

2. 脾虚湿盛型

选穴：脾俞、四白、颧髎、下关、太阳、丰隆、三阴交、足三里、阴陵泉、太白。

解析：脾俞、阴陵泉、太白、丰隆穴具有健脾行气、去湿化痰的功效。四白、颧髎、下关、太阳穴在面部，近端取穴可以有效去除黄褐斑。三阴交、足三里穴属于养生保健要穴，具有补益功效。

点按方法：取坐位，点按刺激强度宜轻柔，时间以 20～30 分钟为宜，应循序渐进，坚持点按，效果为佳。

3. 脾肾阳虚型

选穴：下关、巨髎、劳宫、鱼际、照海、太溪、三阴交、涌泉。

解析：下关、巨髎穴在面部，属于近端取穴；劳宫、鱼际穴在手部，有扶正祛邪之功用；照海穴配伍太溪、涌泉、三阴交穴可以补益脾肾、助阳化气。

点按方法：取坐位，点按刺激强度宜轻柔，时间以 20～30 分钟为宜，应循序渐进，坚持点按，效果为佳。

其他疗法

刮痧疗法

操作方法：患处局部用消毒棉纱布擦刮，至出现轻度潮红。刮肩背三角形区域（以大椎和双侧肺俞为顶点的等腰三角形）至出现红紫色成片痧痕，且颜色不再加深为止。5~7天刮1次，1个疗程5次。

生活提示

1. 饮食忌辛辣、温燥、刺激，宜选择清淡滋润的食物，增加新鲜水果蔬菜的摄入。

2. 七情畅达，心态平和，恬淡虚无，不可恣情纵欲或者抑郁压抑。

3. 早上起床前和晚上卧床后叩齿50次，可以补肝肾、益筋骨。

4. 黄褐斑病人大多表现为气滞血瘀或兼有气滞血瘀，因此要心情愉悦，切勿思虑过重。

5. 不可随意涂抹化妆品，尤其是含有过多添加剂和激素类的膏霜。外用药膏应听从医师的建议涂抹。

6. 注意防晒，避免强光照射，外出需要准备遮阳伞或者遮阳帽、墨镜。

雀　斑

雀斑是因为皮肤局部色素增多而形成的棕褐色小斑点，好发于颜面。多为圆形或者卵圆形，针尖或米粒般大小，不高出于皮肤。双眼、双颊、鼻部、两眼下方最为明显，严重者颈部、肩部、背部均可出现，常呈对称性分布。本病和家族遗传有关，常在青春期发生，且随年龄增大而增多，颜色加深。春夏加重，秋冬减轻，病程较长，难以根除，女性发病率高于男性。

中医学认为，雀斑形成多由于肾水不足，阴虚火旺，热邪上炎，灼烧脉络，郁结于面部或情绪过于激动，肝郁化火，外风袭入，火郁脉络所致。故将其分为以下 2 种类型：

1. 肾水不足，阴虚火旺

属于先天发病，常见家族累代不绝，自幼发病，斑点淡黑，数目众多，形似乌麻。

2. 肝气不舒，风邪外袭

属于后天发病，无家族遗传病史，斑点淡黄、稀疏散在，易于治疗。

点按选穴

1. 肾水不足，阴虚火旺型

选穴：三阴交、曲池、足三里、雀斑局部阿是穴。

解析：三阴交、足三里穴可以补益肝肾。曲池穴可以解表泻火。雀斑局部阿是穴可以滋阴降火，补益肾脏。

点按方法：取坐位，点按刺激强度宜轻柔，时间以 20～30 分钟为宜，应循序渐进，坚持点按，效果为佳。

2. 肝气不舒，风邪外袭型

选穴：大椎、气海、肝俞、阳陵泉、太冲、雀斑局部阿是穴。

解析：以上穴位可以疏肝益气，祛风邪。如果伴有乳房胀痛，可以加膻中、期门穴。若伴有嗳气吞酸，可以加脾俞、胃俞穴。

点按方法：双手中指指压面部穴位各 1 分钟，随后双手中指画圈样稍用力按摩雀斑密集处 50 次，动作协调有节奏，至面部肌肤微微发红为佳。双手拇指侧面及食指指端在雀斑较为密集处由内向外做直线抹动 50 次，力度均匀，速度缓慢，促使黑色素向周围扩散。双手拇指、食指指按四肢部位穴位。

其他疗法

自制面膜

原料：番茄。

制法：将番茄捣烂成酱汁状，涂在脸上约15分钟，用温水洗净。

功效：番茄维生素 C 丰富，而且具有清热解毒等功效，可淡化雀斑。不过在使用时要先在手腕内侧做皮试，如果有痒、痛、红、肿等情况出现则不宜在面部使用。

生活提示

1. 避免日光照射面部，外出时使用遮光防晒用具、用品。

2. 可选用部分雀斑霜，会有一定效果。如可在雀斑局部涂抹3%氢醌霜，每日 2 次。氢醌是酪氨酸酶抑制剂，可阻碍酪氨酸形成多巴胺，从而抑制黑色素细胞分泌黑色素。

3. 雀斑病人多以肾虚为主，应注意营养均衡。泛发型雀斑可用逍遥丸、归脾丸、六味地黄丸等进行调养，同时多摄取维生素 C 和维生素 E，可以有效抑制黑色素生成。

4. 生活规律，起居有常，劳逸适度，精神放松。

痤　疮

痤疮就是我们常说的"痘痘"，是毛囊皮脂腺单位的一种慢性炎症性皮肤病，在中医学属于"粉刺""面疱"的范畴。痤疮好发于青少年，常被称为青春痘，在青春期过后往往能够减轻或者痊愈，但是也有一些较为严重者，反复发作，如果处理不当容易给皮肤带来不可恢复的损伤。

痤疮初起时，常常以黑头粉刺为主，挤压可见头部黑色而体部黄色的半透明颗粒，严重者顶端会出现小脓疱，破掉之后容易留下暂时性色素沉着或凹状瘢痕，再严重者还会出现炎症结节或囊肿，既影响健康又影响美观，容易给青少年造成不小的心理负担。因此，一旦出现痤疮，最好及时分清类型，采取行之有效的方法来进行治疗。通常，中医将痤疮分为以下5种证型：

1. 胃热型

此种痤疮多分布在口唇周围，也可见胸背部，挤压时可挤出白粉色油状物质或者带有黑头的粉刺，多伴随面部出油较多、食量大、口臭、口干、喜吃冷饮、大便秘结、舌质红、苔腻、脉沉滑有力等症状。

2. 肺热型

此种痤疮多分布在鼻周围，也可见于前额，挤压时可挤出白粉色油状物质或者带有黑头的粉刺，会出现轻度发痒，多伴随口鼻干燥、大便干、舌质微红、苔薄白或薄黄、脉浮滑等症状。

3. 血热型

此种痤疮多分布在颜面两颊、口鼻周围及两眉间，最好不要挤压，容易出现痛感，多伴随面部毛细血管扩张、遇热或情绪激动时面色潮红且灼热、大便干燥、小便黄赤、女性月经前后痤疮增多、舌尖红、苔薄、脉细滑数等症状。

4. 热毒型

此种痤疮多分布在面颊，也可见于胸背部，顶端常出现小脓疱且脓疱反复不断，周围有轻度充血，有痛感，待脓疱消退后皮肤表面会遗留小瘢痕，因此千万不可用手挤压，多伴随较为严重的大便干燥秘结且数日不便、小便黄赤、舌质红、苔黄燥、脉弦滑或数等症状。

5. 湿毒血瘀型

此种类型的痤疮多分布在面部、胸背，症状较为严重，一般发展为黄豆大，甚至更大的结节或囊肿，皮肤表面高低不平，出现红肿疼痛，更严重会感染成脓疱，多伴随颜面皮肤出油多、头痛、全身不适、舌质暗红、苔黄或白、脉缓或沉涩等症状。

点按选穴

1. 胃热型

选穴：胃穴、神门、三焦、耳背肺、耳背脾穴、大肠穴。

解析：胃热型多因饮食不节、过食肥厚滋腻之物，导致脾胃积热，郁结于肌肤所致。所以治疗应以清胃热的穴位为主。故取胃穴清胃热。取神门、三焦穴清热通腑。取耳背肺、耳背脾穴健脾和胃。取大肠穴消滞通便。

点按方法：点按刺激强度宜轻柔，时间以 20~30 分钟为宜，应循序渐进，坚持点按，效果为佳。

2. 肺热型

选穴：肺、耳背肺、神门穴、对屏尖、内分泌穴。

解析：肺热型多因肺经有热、外受风邪，导致肺热郁积肌肤不得散所致。所以治疗应以宣清泄肺热为主。取肺、耳背肺、神门穴清肺热，通肺气。取对屏尖、内分泌穴脱敏止痒。

点按方法：点按刺激强度宜轻柔，时间以 20~30 分钟为宜，应循序渐进，坚持点按，效果为佳。

3. 血热型

选穴：对屏尖、神门穴、心区穴位、肝区穴位。

解析：血热型多因情志内伤、气分郁滞，导致郁久化热，热伏营血所致。所以治疗应以凉血清热为主。取对屏尖、神门穴清热凉血。取心区穴位养心解郁，通阳气。取肝区穴位疏肝理气。

点按方法：点按刺激强度宜轻柔，时间 20~30 分钟为宜，应循序渐进，坚持点按，效果为佳。

4. 热毒型

选穴：耳背脾、胃穴、神门穴、对屏尖、肺、内分泌穴。

解析：热毒型多因脾胃蕴热上蒸、外感毒邪，以致热毒互结，深入肌肤所致。所以治疗应以清热解毒为主。取耳背脾、胃穴健脾和胃。取神门、对屏尖穴清热解毒，消炎止痛。取肺、内分泌穴清热，理气，通络。

点按方法：点按刺激强度宜轻柔，时间以 20 ~ 30 分钟为宜，应循序渐进，坚持点按，效果为佳。

5. 湿毒血瘀型

选穴：脾、耳背脾穴、肺、神门穴、肝穴、三焦诸穴。

解析：湿毒血瘀型多因素体湿热，郁于肌肤，外受毒邪导致湿毒凝聚，阻滞经络所致。所以治疗应以除湿消毒、活血化瘀为主。取脾、耳背脾穴健脾利湿。取肺、神门穴祛毒通络。取肝穴活血化瘀。取三焦诸穴增强疗效。

点按方法：点按刺激强度宜轻柔，时间以 20 ~ 30 分钟为宜，应循序渐进，坚持点按，效果为佳。

◆ 其他疗法 ◆

三棱针点刺

操作方法：用三棱针点刺足三里、尺泽、太阳、肺俞、肝俞、大椎等穴进行放血，每次选用 2 对穴位轮流进行，每周 2 次，对于湿毒血瘀型痤疮有很好的辅助效果。

◆ 生活提示 ◆

1. 避免用手挤压、抠挖痤疮，以免炎症扩散，导致瘢痕或者更严重的后果。

2. 尽量少吃辛辣油腻刺激性食物，如油炸食品、羊肉、甜品、乳酪、奶油以及咖啡、酒等。

3. 不要乱服或者乱擦药物，更不要滥用化妆品，以免导致痤疮感染或者更加严重。

脂溢性皮炎

脂溢性皮炎是好发于皮脂溢出部位的亚急性或慢性皮炎，通常由头部开始向下蔓延至其他脂溢部位，多见于皮脂腺分泌比较旺盛的年轻人及成年人。本病往往局限或开始于头皮，症状加重时可向面部、耳后、腋窝、上胸部、肩胛部、耻骨部及腹股沟等部位发展，以多皮脂、多毛、多汗部位易发病。本病初发时常常伴有毛囊出现红色小丘疹，随病情发生发展，丘疹相互融合，形成大小不一的黄红色斑片，边界清楚，其上覆有油脂性鳞屑或痂皮。

中医学认为，脂溢性皮炎主要由肌肤郁热遇风，风邪入侵孔隙，郁久耗伤阴血，血虚风燥，导致肌肤失养；或是因为过食辛辣油腻，湿热内蕴，外受风邪，以至于阳明胃经湿热上蒸所致。一般可以分为 2 种类型。一种是风热血燥型，以皮损处黄红色，干燥脱屑性斑疹，在头部有大量灰白色糠秕样鳞屑，头发丁枯脱落，舌红、苔少，脉弦滑为主要症状。另一种是湿热蕴肤型，以皮损为红斑，表面有糜烂，渗液或灰黄色油腻性痂，味腥而黏，多发于腋窝、会阴等处，可伴胸闷，口苦，食欲不振，便秘，小便短赤，舌红、苔黄腻，脉濡数为主要症状。

点按选穴

1. 风热血燥型

选穴：大椎、曲池、列缺、膈俞、血海、阳陵泉。

解析：以上穴位配伍使用可以凉血消风，清热散结，对风热血燥型脂溢性皮炎有效。

点按方法：洗净双手，注意清洁，点按刺激强度宜轻柔，时间以20～30分钟为宜，应循序渐进，坚持点按，效果为佳。

2. 湿热蕴肤型

选穴：风池、列缺、脾俞、太白、阴陵泉。

解析：以上穴位可以健脾益胃，清热除湿，对湿热蕴肤型脂溢性皮炎有效。

点按方法：洗净双手，注意清洁，点按刺激强度宜轻柔，时间以20～30分钟为宜，应循序渐进，坚持点按，效果为佳。

其他疗法

1. 刮痧疗法

操作方法：在肘窝区、腘窝区、颈椎1～7节及其两侧刮痧即可。

2. 穴位贴敷

操作方法：丹参、紫草、当归、防风各10克，研细末，麻油调和，贴敷于大椎、肺俞、风市、血海穴即可。

生活提示

1. 少食高糖食品、动物性脂肪、辛辣食物，少饮浓茶、浓咖啡。

2. 出汗后用温水洗面，改掉用冷水洗脸的习惯。

3. 保持皮肤清洁，不要滥用化妆品。

4. 多吃蔬菜水果，保持大便通畅。

疖

疖是金黄色葡萄球菌所致的单个毛囊化脓性感染，有红、肿、热、痛的表现，局部呈圆锥形隆起的硬块，好发于青壮年和新陈代谢障碍者（如糖尿病），也可见于抵抗力差、营养不良者。疖初起时皮肤呈现出红、肿、痛小硬结，呈锥形隆起，有触痛；随即硬结顶出现黄白色脓头，周围为红色硬盘，自觉局部发痒、烧灼感及跳痛；以后脓头破溃，排出少许脓液后疼痛减轻，或其顶端形成一个脓栓，与周围组织分离而脱落，炎症逐渐消退，创口自行愈合。

疖好发于鼻根到两口角的"危险三角区"和头、面、颈、腋下、臀部等常受摩擦的部位。"危险三角区"处的疖如果被挤压或挑刺，病菌容易随血液回流到头颅内，引起海绵窦栓塞或颅内脓肿，出现寒战、高热，甚至昏迷等，严重者可能死亡。所以不要随意挤压、触摸"危险三角区"的疖。

中医将疖分为以下2种类型：

1. 热毒蕴结型

患处突起如锥，灼热疼痛，或有发热，口渴，舌淡红，苔黄，脉数。

2. 暑湿热郁型

多见于夏秋季节，患处结块如锥，单个或多个，灼热疼痛，胸闷，食欲不振，小便短少，舌红，苔白腻或微黄，脉滑数。

点按选穴

1. 热毒蕴结型

选穴：神道、至阳、大椎、命门。

解析：以上穴位配伍使用可以散热解毒，对热毒蕴结导致的疖有效。病程短、体格壮者，可加大椎穴；病程久、体格弱者，可配命门穴。

点按方法：洗净双手，注意清洁，点按刺激强度以耐受为度，时间以 20～30 分钟为宜，应循序渐进，坚持点按，效果为佳。

2. 暑湿热郁型

选穴：皮损局部阿是穴（疖肿之顶部）、防老、委中。

解析：以上穴位可以散热解郁，对缓解暑湿热郁导致的疖有效。发热者，可加曲池穴；颈项部疖者，可加风池穴；面部疖者，可加手三里穴。

点按方法：洗净双手，注意清洁，点按刺激强度以耐受为度，时间以 20～30 分钟为宜，应循序渐进，坚持点按，效果为佳。

其他疗法

1. 艾灸疗法

操作方法：用艾卷回旋灸，或隔蒜隔姜灸，艾炷底径 0.6～0.8 厘米，高 1～1.2 厘米，呈锥形，蒜片或姜片厚如硬币。灸的时间与壮数不拘，痛灸至不痛，不痛灸至痛。阿是穴亦可消毒后以三棱针挑出脓液（无脓者刺血）再熏灸，灸后用纱布包敷。手三里、防老穴灸至局部温热者至不热，不感热者至灼热。

2. 点刺放血加拔罐疗法

操作方法：将疖肿局部常规消毒后，右手持三棱针在疖肿上及周围用散刺法出血，然后将脓血放净，其余各穴各选一个穴位点刺放血，然后拔罐。

生活提示

1. 注意皮肤清洁，特别是在盛夏，要勤洗澡、洗头、理发，勤换衣服、剪指甲，幼儿尤应注意。疖周围皮肤应保持清洁，并用70%酒精涂抹，以防止感染扩散到附近的毛囊。

2. 疖早期，应多饮凉开水或清凉饮料，忌食辛辣、鱼腥发物，加强营养。对早期的疖，用毛巾浸热水敷患处，可促使疖消散。

手足皲裂

手足皲裂是指由各种原因引起的手足部皮肤干燥和裂纹，伴有疼痛，严重者可影响日常生活和工作。

中医学认为，皲裂主要由于气血不充，触冒风寒之邪郁于皮毛所致，加之外界的摩擦、压力，使血脉寒凝阻滞，皮肤腠理失于濡养。

点按选穴

选穴：合谷、血海、足三里、风池、内关、皮损局部阿是穴。

解析：以上穴位具有清热解表、理气止痛、活血化瘀等功效，可以有效促进血液循环，缓解手足皲裂症状。

点按方法：点按，力度中、重度，但以可以耐受为度，每个穴位50次。

其他疗法

中药外敷法

操作方法：生黄芪20克，地骨皮、麻仁、紫草、白及各10克，医用凡士林若干。以上5味药研磨成细末，加医用凡士林调成膏状，涂抹在皮损周围。每日1～3次，连续使用，至皲裂处愈合。对于各种手足皲裂者均适用。不过需要注意的是，擦药之前要把皲裂处用温水浸泡，至皮损处柔软方可擦药。本药不能入口，涂完药后不能接触食物。足部裂口涂药后可以用塑料薄膜覆盖。

生活提示

1. 严冬时节，一定注意双手的保暖，带好手套外出。天气干燥寒冷时，每日用温水泡手足，擦干后涂抹护肤霜。

2. 注意双手保持湿润，涂抹防裂膏、凡士林等，尤其是在洗手之后更应注意。

3. 洗手时一定要减少与硫黄皂、洗衣皂、药皂等各种洗涤剂的接触，必要接触时可以考虑戴塑胶手套。

4. 由于职业原因引起的手足皲裂，需要加强劳动保护，尽可能少接触损害性物品，按照操作规范去做。

5. 少食或者禁食刺激性食物，保持良好的睡眠。

湿　疹

湿疹是由多种内外因素引起的一种具有明显渗出倾向的过敏性炎症皮肤病。临床上以多形性损害、对称性分布、易于渗出、自觉瘙痒、反复发作、易演变成慢性为特点。一般可以分为急性湿疹、亚急性湿疹和慢性湿疹。

通常急性湿疹起病急，皮损呈现多形性，如红斑、丘疹、水疱、结痂、脱屑、渗出，以头面四肢、阴囊处多见。亚急性湿疹渗出较少，以丘疹、斑丘疹、结痂、鳞屑为主，伴有轻度糜烂，面色暗红，可轻度浸润，有剧烈瘙痒感，好发于面部、耳后、外阴、肛门、肘窝、腘窝。慢性湿疹是从急性湿疹演变而来，任何部位均可以发生，皮损边界清楚，有显著肥厚和浸润，抚之碍手，颜色褐红。

中医根据湿疹发病部位及形态不同有"旋耳疮""脐疮""肾囊风""四弯风"等病名。关于病因病机，中医认为主要是由于先天禀赋不足，腠理不密，易受外界风、湿、热邪侵袭而发病。饮食不节、过食辛辣肥甘厚味及荤腥动风之品，损伤脾胃，导致脾失健运，湿浊内停，蕴久化热；或者久居湿地，风邪侵袭，风湿之邪与内在湿热之邪相合，搏于肌肤进而发为本病。若患病日久，血虚生风，耗伤阴血，导致肌肤粗糙。故将本病主要分为以下3种类型：

1. 湿热浸淫

多见于急性湿疹，发病急，皮损潮红灼热，瘙痒剧烈，水疱、流液、糜烂，边界弥漫，伴身热、心烦口渴、便干溲赤、舌红苔薄白或者黄、脉滑数。

2. 脾虚蕴湿

见于亚急性湿疹，发病较慢，皮损色暗、淡红或不红，水疱不多，抓后糜烂渗出，可见鳞屑，伴有纳少神疲、腹胀便溏、舌淡而胖、苔白或腻、脉濡缓。

3. 血虚风燥

见于慢性湿疹，患病日久，皮损色暗或色素沉着，肥厚角化破裂，有抓痕血痂，瘙痒剧烈，反复发作，数年不愈，伴消瘦苍白、口干不欲饮、食欲不振、腹胀、舌淡苔白、脉弦细。

点按选穴

1. 湿热浸淫型

选穴：大椎、曲池、血海、三阴交、肺俞、合谷、丰隆。

解析：大椎、曲池穴具有清热泻火的功效，肺主皮毛，皮肤病发作大多与肺卫不足有关，取肺经上的曲池、合谷穴配伍膀胱经的肺俞穴，可以清肺热、固肺卫；血海、三阴交穴可以补益气血，扶正补虚；丰隆穴为化湿的经验效穴。诸穴配伍使用，共奏清利湿热的功效。

点按方法：点按，力度中、重度，但以可以耐受为度，每个穴位50次，需要长期坚持。

2. 脾虚蕴湿型

选穴：阴陵泉、脾俞、地机、丰隆。

解析：此型与湿热浸淫型的差别之处在于脾虚，因此配伍以补脾助阳为主，化湿为辅。阴陵泉、脾俞、地机、丰隆穴具有健脾行气、祛湿利水的功效。

点按方法：点按，力度中、重度，但以可以耐受为度，每个穴位50次，需要长期坚持。

3. 血虚风燥型

选穴：风池、血海、三阴交、膈俞、肝俞、足三里。

解析：风池穴具有息内风、外风、一身诸风的功效。血海、膈俞穴具有补血的功效。足三里、三阴交穴为保健要穴，具有补肝肾、益气血的功效。肝俞穴具有镇肝息风、调节气机的功效。上述穴位配伍，共奏息风润燥、补益气血等功效。

点按方法：点按，力度中、重度，但以可以耐受为度，每个穴位50次，需要长期坚持。

其他疗法

竹节菜粥

原料：粳米100克，鲜竹节菜50克（干品30克）。

制法：竹节菜洗净，放入砂锅，加水煎汤，去渣留汁，倒入淘洗干净的粳米，再加些水煮成粥。每天早、晚各1次。

功效：清热利湿，对治疗湿疹效果良好。

1. 避免外界刺激，尽量少洗澡，尤其禁止过度擦洗、热水烫洗、肥皂水洗涤等。

2. 不随便涂擦刺激性药物，贴身衣服以纯棉制品为佳，避免搔抓。

3. 忌食易过敏和刺激性食物，如牛肉、羊肉、鱼肉、葱、姜、蒜等，饮食宜清淡。此外也要少饮浓茶、咖啡等。

4. 保持心情舒畅，作息规律，劳逸结合，配合治疗。

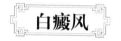

白癜风

白癜风是一种因皮肤色素脱失而发生局限性白色斑片的疾病，可发生于身体任何部位。本病见于各年龄段，病情发展延缓。其白斑与正常皮肤之间常有明确界限，有的白斑边缘处色素沉着明显，更显得黑白分明；有的只发生一小片白斑，之后长期静止不变。有的可逐渐向四周扩大或在身体其他部位发生新的白斑。一般来说，白癜风发展一段时间后会静止，多数长期坚持不变，很少自愈，同时患处毛发也可以变白。

中医学认为，白癜风由于外感风邪，情志失和，气血失养，伤及肝肾，累及脾阳，跌扑损伤，侵袭肌表，经脉瘀阻，腠理皮毛失于濡养所致。本病初起多为豆粒大小不规则色素减退斑，边界清楚，边缘色素增多，后逐渐增多扩大，互相融合成大片地图状。可以分为以下6种类型：

1. 气血失和

发病时间长短不一，皮损偶然发现，多发于四肢、颜面部，呈乳白色圆形或者椭圆形，或不规则云片状，皮损处无痒痛感，数目多少不定，边界不清，发展缓慢，伴有失眠、神疲乏力、头昏目眩、语音低怯等虚弱征象，舌淡，脉细弱无力。

2. 肝肾不足

发病时间较长，可伴有家族病史，皮损多静止而不扩展，斑色纯白，边界清楚，边缘整齐，斑内毛发亦多变白，局限或泛发，可伴有头晕、耳鸣、腰膝酸软等症状，舌淡或红，苔少，脉细弱。

3. 湿热内阻

皮损颜色粉红，边界清楚，起病急，蔓延快，皮损多分布在面部五官周围，发病前局部皮肤常有明显痒痛，或有皮肤过敏史，可伴有口渴不欲饮、头重、肢体困倦、食欲不振、大便不爽、小便黄赤等症状，舌红苔黄腻，脉濡数或滑数。

4. 气血瘀滞

病程长久，皮损局限，呈乳白色，色泽时暗时明，边界清楚，边缘整齐，呈深褐色或者紫褐色，压之不退，皮损多为地图形或斑块状，其中心多有褐色斑点或斑块，皮损区毛发变白，皮损局限而无固定好发部位，有时可发生于外伤后的皮肤上，多不对称，病程发展缓慢，随情感变化加重，女性多于男性，皮损局部可有轻微刺痛，可伴有口苦咽干、胁痛胀满、急躁易怒、月经不调、舌暗或有瘀点及瘀斑、苔薄、脉弦细或者涩。

5. 风邪袭表

中青年常见，起病发展较快，白斑色白，自觉症状不明显，舌苔薄白，脉浮或弦。

6. 寒凝肌表

白斑晦暗，病变多在肢体或下半身，进展缓慢，常年至终身不愈，中老年患病居多，青少年少见，舌苔白，脉弦或紧。

❊ 点按选穴 ❊

1. 气血失和型

选穴：百会、风池、血海、三阴交、肺俞、膻中、足三里、阳陵泉。

解析：百会穴为诸阳之会，具有升阳举陷的功效。膻中穴有生气行血的功用。其余穴位配伍使用具有调节气血功效。

点按方法：取坐位，点按力度宜中等刺激强度，但总体以可以耐受为度，每次点按 20～30 分钟为宜。

2. 肝肾不足型

选穴：肝俞、肾俞、脾俞、三阴交、足三里、白斑局部。

解析：白斑局部，为体表反应点，点按此处有利于皮下气血疏通。肝俞、肾俞、脾俞、三阴交、足三里穴联合使用可以补益肝肾，具有填精益髓的功效。

点按方法：取坐位，点按力度宜中等刺激强度，但总体以可以耐受为度，每次点按 20～30 分钟为宜。

3. 湿热内阻型

选穴：丰隆、合谷、天枢、地机、白斑局部。

解析：白斑局部，为体表反应点，点按此处有利于皮下气血疏通。丰隆、合谷穴可以泄热利水。天枢、地机穴可以健脾化湿。

点按方法：取坐位，点按力度宜中等刺激强度，但总体以可以耐受为度，每次点按 20～30 分钟为宜。

4. 气血瘀滞型

选穴：血海、膈俞、膻中、白斑局部。

解析：白斑局部，为体表反应点，点按此处有利于皮下气血疏通。膻中、血海、膈俞穴具有补益气血、活血化瘀的功效。

点按方法：取坐位，点按力度宜中等刺激强度，但总体以可以耐受为度，每次点按 20～30 分钟为宜。

5. 风邪袭表型

选穴：风门、风池、大椎、曲池、白斑局部。

解析：白斑局部，为体表反应点，点按此处有利于皮下气血疏通。风池、风门穴可以祛内外表里一身诸风；大椎、曲池穴可以泄热解表。

点按方法：取坐位，点按力度宜中等刺激强度，但总体以可以耐受为度，每次点按 20～30 分钟为宜。

6. 寒凝肌表型

选穴：关元、外关、命门、阳陵泉、白斑局部。

解析：白斑局部，为体表反应点，点按此处有利于皮下气血疏通。阳陵泉、命门穴可以扶阳固肾。关元穴可以扶阳助气。外关可以解表驱寒。

点按方法：取坐位，点按力度宜中等刺激强度，但总体以可以耐受为度，每次点按 20～30 分钟为宜。

其他疗法

胡桃仁方

原料：胡桃仁 500 克。

制法：胡桃仁放入小石磨中，边倒边磨，磨成泥状，贮存备用。每次取 50 克，倒入 400 毫升豆浆中，煮沸后加入适当的白糖，每日早、晚各服用 1 次。

功效：此法有温补润肺、补气养血和祛风的功效，白癜风病人可以用来调理身体。

生活提示

1. 适当的日光照射有助于白癜风病人恢复，但要避免过度日晒。

2. 多食有利于黑色素形成的食物，如蛋、肉、猪肝、黑米、黑豆、黑芝麻、核桃、花生、豆荚等，以促进白癜风恢复。平时尽量少吃或不吃富含维生素 C 的食物。

3. 保持心情舒畅有利于白癜风恢复，不可忧愁、焦虑、急躁，注意劳逸结合，适当锻炼身体。

4. 白癜风进行期穿衣服要尽量柔软、宽大舒适，避免皮肤机械性摩擦，造成皮损进行性发展。

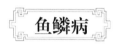

鱼鳞病

鱼鳞病是一种遗传性角化障碍性皮肤病，主要表现为皮肤干燥、粗糙，外观似鱼鳞状或是蛇皮状。本病多在儿童时发病，寒冷干燥季节加重，温暖潮湿季节缓解，易复发。

中医学认为，鱼鳞病有血虚风燥和瘀血阻滞 2 种类型。血虚风燥型以禀赋不足，肾精衰少，皮肤失于精血濡养而肌肤甲错，精血不能濡润，致肢体毛发干燥、纤细、无光泽，伴有腰膝酸软、舌淡苔薄白、脉细弱为主要症状；瘀血阻滞型以气血瘀阻，经脉不畅，体肤失养，致皮肤皲裂、表皮僵硬、有刺痛感、舌紫有瘀斑、脉沉弦或沉涩为主要症状。

点按选穴

1. 血虚风燥型

选穴：足三里、三阴交、大都、曲池、风池、血海、膈俞。

解析：血海、膈俞配伍为补血搭档。曲池、风池穴可以祛风，解表，清热。足三里、三阴交、大都穴均可补虚。

点按方法：取坐位，点按时选取中等刺激强度，但总体以可以耐受为度，点按时间以 20 ~ 30 分钟为宜。

2. 瘀血阻滞型

选穴：血海、气海、膈俞、太冲、行间。

解析：血海、膈俞、气海配伍可以补益气血，助血行气。太冲、行间穴为肝经穴，肝主疏泄，调节气机，此二穴具有活血通络、祛瘀止痛的功效。

点按方法：取坐位，点按时选取中等刺激强度，但总体以可以耐受为度。点按时间以 20 ~ 30 分钟为宜。

其他疗法

排骨炖山药

原料：排骨、山药以自己所需为量，葱、姜、盐、鸡精各适量。

制法：排骨放进锅中，加凉水煮沸，去除血沫捞出备用；山药去皮，洗净，切滚刀块；葱切段，姜切片。向砂锅中倒入适量水，放入排骨、葱段、姜片，武火煮沸后转文火炖至肉熟，加山药、盐、鸡精继续炖至汤成即可。

功效：清热解毒、健脾益气，适合鱼鳞病病人平时调理身体食用。

生活提示

1. 春季是护理的重点，多吃富含维生素 A 的食物，如胡萝卜、白薯、猪肝等。此外，忌辛辣刺激性食物，饮食以清淡为主。

2. 冬季洗澡不宜过勤，肥皂不宜使用过多，洗澡后要抹护肤油脂，可保护皮肤柔润，使鳞屑减少，并保持适当的水分和足够的营养成分。

3. 注意衣着保暖，避免风寒刺激皮肤。

4. 保证充足的睡眠，注意劳逸结合。

冻 疮

冻疮是由寒冷刺激引起的局部皮肤血液循环不良出现的局限性紫斑、水肿、炎症等反应，好发于寒冷地区和季节，病程缓慢，气候转暖后可以自愈，但易复发。本病多发生于身体末梢部位，如手、足、鼻尖、耳廓、面颊部等，儿童、自身免疫力低下的女性、老年人为主要发病人群。

根据冻伤程度可将其分为轻度和重度。轻度者患病初期，受冻部位皮肤先呈苍白，有麻木冷感，继则水肿或青紫形成瘀斑，自觉灼痛、瘙痒。有的局部出现水肿或大小不等的水疱，自觉疼痛微痒，如无感染，逐渐干枯、结成黑痂，不久脱落而愈，其损害涉及皮肤浅层或者表层。重度者初期受冷部位皮肤也呈现苍白状态，冷痛麻木，触觉丧失，继则暗红漫肿，水疱破后疮面呈现紫色，出现腐烂溃疡，甚者损伤肌肉筋骨，常呈干燥黑色坏死，患处感觉、运动功能完全丧失；继发严重感染时，可伴有寒战、高热等全身症状；若邪毒内陷可危及生命，其损害性可涉及皮肤、皮下、肌肉、骨骼。

一般情况下，冻疮的皮损随着气温的回升逐渐结痂愈合，愈后有色素沉着或瘢痕，再遇寒冷，可于原部位复发。

通常，冻疮是由于寒冷长期刺激局部皮肤所致，寒冷潮湿或寒暖急变时更易发生。另外，植物神经紊乱、鞋袜过紧、长期不活动、过度饥饿、疲劳、营养不良等，均可以助长冻疮的发生。

中医学认为，冻疮可以分为以下3种类型：

1. 寒凝血虚型

皮损暗红漫肿，麻木冷痛，或有水疱，感觉迟钝或者消失，全身皮肤粗糙，面色无华，神疲体倦，形寒肢冷，素体血虚，舌淡、苔少，脉细弱或者沉迟。

2. 寒凝血瘀型

皮损呈红或者紫红色斑块，轻度肿胀结块，灼痛麻木，遇热瘙痒，手足清冷，舌淡、苔薄白，脉沉细或沉迟。

3. 寒化热毒型

皮损疮面溃烂，流水溢脓，四周红肿，疼痛加重，伴有发热，口干，便秘，尿赤，舌红、苔黄，脉数。

点按选穴

1. 寒凝血虚型

选穴：冻疮局部、三阴交、血海、肝俞、命门。

解析：冻疮局部为体表病灶反应点，点按此处可以调节皮下气血阴阳。命门之火为一身阳气的根本，点按命门穴可以驱寒、温肾、助阳。血海、肝俞、三阴交穴能够补益气血，共奏补血驱寒的功效。

点按方法：冻疮局部点按力度宜轻柔，其他穴位以可以耐受为度。时间以20~30分钟为宜。冻疮基本上为"一年冻，年年冻"，因此，治疗过程中应持之以恒。

2. 寒凝血瘀型

选穴：冻疮局部、膈俞、曲池、合谷。

解析：膈俞穴配伍曲池、合谷穴，具有活血化瘀的功效，可以解表祛寒。配伍冻疮局部效果更好。

点按方法：冻疮局部点按力度宜轻柔，其他穴位以可以耐受为度。时间以20~30分钟为宜，冬天应长期坚持。

3. 寒化热毒型

选穴：大椎、心俞、曲池、委中。

解析：大椎、曲池、委中穴可以泄一身之热。心主血脉、神明，心俞穴可以祛邪，防止邪陷心包。上肢冻疮者，可配外关、阳池、合谷、后溪、八邪穴。下肢冻疮者，可配解溪、昆仑、太溪、八风穴。头面冻疮者，可配百会、印堂、承浆、人中、大迎、颊车、颧髎、上关、角孙、翳风穴。

点按方法：冻疮局部点按力度宜轻柔，其他穴位以可以耐受为度。时间以 20 ~ 30 分钟为宜，冬天应长期坚持。

其他疗法

按摩疗法

操作方法：取仰卧位，在冻伤易发部位涂上姜汁或者红花油，然后做推摩法 5 次，再轻轻按揉 3 ~ 5 分钟。冻伤手指可在曲池、手三里、外关、阳池、阳溪、阳谷、合谷穴进行压穴按摩。冻伤脚趾可在足三里、阳陵泉、丘墟、昆仑、太溪、太冲穴进行指压按摩。冻伤面部可在百会、头维、下关、颧髎、颊车、印堂、角孙、翳风穴指压按摩。每个穴位按压 2 分钟左右。

此后可以用手握住手、足的内外侧，做捏拿法至手指或足趾部 3 ~ 5 次，然后一手握住腕踝部，另一手握住指（趾）部，做腕、踝关节屈伸旋转运动 20 ~ 30 次，面部用手指轻轻叩击皮损处或易发处及周围组织 3 ~ 5 分钟。隔日 1 次，10 次为 1 个疗程，疗程之间间隔 1 周。

生活提示

1. 冻伤之后不可以用热水浸泡或者用火烤，防止溃烂成疮。冻疮瘙痒时切忌用手搔抓，以免破损。已经溃破者要注意清洁消毒，保持干燥，预防感染。

2. 加强对冷环境的适应能力，坚持体育锻炼，增强体质，促进血液循环，提高人体对寒冷的适应性。

3. 加强营养，尤其是虚弱或有慢性消耗性疾病者，宜多补充高蛋白、高糖类、高纤维、高维生素的食物。

荨麻疹

荨麻疹俗称"风团""风疹""风疙瘩"，是一种由于各种因素致使皮肤黏膜血管发生暂时性炎性充血与大量液体渗出而造成局部水肿性损害，局部或全身性皮肤上突然成片出现红色肿块，发病迅速，消退亦可迅速，有剧痒的一种常见病。临床上以皮肤黏膜的局限性、暂时性、瘙痒性潮红斑或风团为特征，伴随有发烧、腹痛、腹泻或其他全身症状。

荨麻疹类型繁多，可分为急性荨麻疹、慢性荨麻疹、人工性荨麻疹、蛋白胨性荨麻疹、寒冷性荨麻疹、胆碱能性荨麻疹、日光性荨麻疹、压迫性荨麻疹、血清病性荨麻疹、接触性荨麻疹、水源性荨麻疹、肾上腺能性荨麻疹、荨麻疹性血管炎、血管神经性水肿、荨麻疹和血管性水肿等。

中医学认为，荨麻疹病位在皮肤腠理，多与肝阳上亢和痰湿有关，或者与风邪侵袭、胃肠积热有关。腠理不固，风邪侵袭，或胃肠积热，均可使病邪内不得疏泄、外不得透达，郁于腠理发而为病。发病时在皮肤上突然出现大小不等、形状不一的风团，成块或成片，高起皮肤，边界清楚，有如蚊虫叮咬之疙瘩，其色或红或白，瘙痒异常，发病迅速，此起彼伏，反复发作。主要可以分为以下 4 种证型：

1. 风寒型

表现为风团淡红或者苍白，好发于暴露部位，遇风冷皮疹加重，得热则症状减轻，口不渴，舌淡胖苔白，脉浮紧或者迟缓。

2. 风热型

表现为风团色红，皮肤灼热，烦躁不安，遇热加重，得凉则缓，好发于上半身被覆盖部位，口干咽喉肿痛，舌红苔薄白或者薄黄，脉浮数或者浮华。

3. 胃肠湿热型

表现为风团瘙痒，伴有恶心、呕吐，腹痛腹胀，神疲纳呆，大便秘结或腹泻，口干舌燥，舌红苔黄或者黄腻，脉滑数。

4. 气血两虚型

表现为风团反复发作，长期不愈，多见于老年或久病之后者，劳累后症状加重，疹色淡红，神疲乏力，舌质淡有齿痕，苔薄白，脉濡细。

点按选穴

1. 风寒型

选穴：曲池、合谷、风池。

解析：肺主皮毛，荨麻疹因风邪入侵所致，因此治疗多取肺经上的腧穴。曲池、合谷穴可以解表祛寒。风池穴能祛一身内外诸风。

点按方法：由于是邪实证，点按时可以重度刺激，但总体以可以耐受为度，点按 20~30 分钟。

2. 风热型

选穴：大椎、血海、少商。

解析：大椎穴主泄一身诸热，为临床泄热毒、热邪的要穴。少商穴为肺经井穴，主解表泄热。血海穴酌情相配可以调节气血。

点按方法：以可以耐受为度，点按 20~30 分钟。

3. 胃肠湿热型

选穴：足三里、天枢、曲池、大肠俞、中脘、丰隆。

解析：中脘、大肠俞、天枢穴与足三里穴配伍使用可以调节肠胃功能，泄胃肠火热。丰隆穴化湿利水。肺与大肠相表里，肺经上的曲池穴可以泄大肠湿热。

点按方法：以可以耐受为度，点按20～30分钟。

4. 气血两虚型

选穴：脾俞、血海、气海、足三里、膈俞、膻中。

解析：脾为后天之本，脾气升则能主运化，气血充足。脾俞穴能够健脾行气。血海、气海、足三里、膈俞、膻中穴则能够补益气血，调节气血。

点按方法：以可以耐受为度，点按20～30分钟。

其他疗法

按摩疗法

操作方法：嘱受术者俯卧位，用亚麻籽油推背10分钟，既能润滑皮肤，又能清洁毛孔的油脂。重点在督脉、夹脊穴和膀胱经上推拿。然后在风池、肩井、天宗、大椎、膈俞、肝俞、胆俞、脾俞、胃俞等穴位上刮痧或拔罐。另外，可在委中穴点刺放血。

生活提示

1. 平时要注意观察过敏原，如发现某种食物或药物过敏时，应立即停用，对可疑致敏原应尽量避免接触。

2. 室内应保持清洁、干燥，禁放花卉，也不要喷洒敌敌畏等化学物品。

3. 在做脱敏治疗时，一定要在正规医院进行，以便及时抢救。

4. 司机、高空作业者在工作期间禁用氯苯那敏、苯海拉明、安太乐等抗过敏药物，以免因头晕、嗜睡而出现事故。

5. 过敏性体质的人应尽量避免过冷、过热及日晒的刺激。

6. 保持大便通畅，及时防治便秘。

7. 剪短指甲，勿用力搔抓，否则可引起皮损显著增多，瘙痒剧烈。

8. 保持生活规律、精神愉快，积极治疗胃肠及内分泌疾病。

牛皮癣

牛皮癣是一种反复发作的慢性皮肤科常见病和多发病。发病率较高，病程较长，尤以青壮年为多，对病人的身体健康、容颜外貌等均有很大的损害。牛皮癣临床多见于颈部、肘部、膝部及尾骨骶髂部，出现红色丘疹，可融合成片，边缘明显，上面覆盖多层银白色鳞屑，将鳞屑刮去后有发亮的薄膜，再刮有点状出血，皮损呈现点滴状、钱币状、地图状等，瘙痒剧烈。

中医学认为，牛皮癣属于"松皮癣""白缺"等范畴。多由七情内伤，气机壅滞，郁久化火，火热毒邪入于营血，瘀血阻络，造成肌肤受损而导致的一种皮肤病。可分为以下3种证型：

1. 血热风燥

表现为皮肤生红色丘疹，大多发病急，易全身扩散，逐渐融合成片，表面有多层银白色鳞屑，脱屑发痒，搔破有出血点，大便干，小便黄，或有咽痛口渴症状，舌质红，苔薄黄，脉弦滑数。

2. 血虚风燥

表现为皮疹淡白色，皮损基底暗褐色或者暗紫色，层层脱屑，瘙痒较重，大便干燥，舌暗淡，脉弦细。

3. 热毒浸淫

表现为周身大部分或者全部为鲜红色，皮肤温度高，大量脱屑或者脓包，常伴有壮热口渴，发热，畏寒，便秘溲赤，舌红绛，苔黄燥或无苔或有裂纹，脉弦滑数。

点按选穴

1. 血热风燥型

选穴：大椎、曲池、风池、风门、血海。

解析：大椎穴可以益气壮阳。曲池穴可以清热解表、散风止痒、消肿止痛、调和气血、疏经通络，搭配风池、风门、血海穴可以增强其功效。

点按方法：注意清洁，力度以可以耐受为度，点按20～30分钟。

2. 血虚风燥型

选穴：足三里、三阴交、血海、合谷、膈俞。

解析：以上穴位配伍使用，可以起到凉血清热、养血润燥、息风止痒等功效。

点按方法：注意清洁，力度以可以耐受为度，点按20～30分钟。

3. 热毒浸淫型

选穴：大椎、曲泽、委中、商阳、丰隆、内庭、局部阿是穴。

解析：委中穴可以舒筋通络，散瘀活血，清热解毒。商阳穴可以清泄阳明，宣肺利咽，开窍醒神。诸穴配伍，可以有效增强其功效。

点按方法：注意清洁，力度以可以耐受为度，点按20～30分钟。

生活提示

1. 避免饮酒，禁紫外线照射，禁止使用强烈刺激外敷药物。

2. 避免潮湿，保持居住环境干燥。

3. 解除精神负担，避免各种诱发因素，祛除局部病灶。

4. 饮食有节，宜清淡、健康。可以经常服用叶酸、维生素 A、维生素 C、维生素 B_{12} 等药物。

5. 寒冷季节发病者，需要经常进行日光浴。

皱　纹

皱纹往往是由于维持皮肤正常张力的弹性纤维减少，皮脂腺分泌减弱，皮下脂肪减少，使皮肤与其深部组织间过于松弛，发生折叠而形成的一种症状。其中以面部皱纹尤为常见。皱纹一般最早出现于额部，接着是眼部的鱼尾纹和颊部的笑纹。

中医学认为，皱纹主要分为气血亏虚、瘀血内阻、肾精不足 3 种类型。气血亏虚型以面部或者颈部皮肤皱纹，伴随面色萎黄、少气懒言、食欲不振、腰膝酸软、舌淡苔白、脉细为主要症状；瘀血内阻型以面部及颈部皱纹，伴随四肢头面老年斑、皮肤干燥脱屑、舌质紫暗或有瘀斑、脉涩或弦为主要症状；肾精不足型以粗细皱纹密布、面色憔悴、发须较早发白、弯腰驼背明显、腰膝酸软、性欲降低、月经稀少、舌淡苔薄少、脉沉且无力为主要症状。

点按选穴

1. 气血亏虚型

选穴：百会、承浆、合谷、血海、膈俞、局部阿是穴。

解析：局部阿是穴为体表反应点，相当于近端取穴法，配伍膈俞、血海、百会、承浆、合谷穴可补益气血，有效祛除皱纹，尤其是面部皱纹。

点按方法：考虑到大多数穴位为头面部穴位，点按的时候取坐位，点按力度宜轻柔绵长，每次点按 20～30 分钟为宜，最好每晚洗漱后睡觉前进行，尤其利于女性淡化皱纹。

2. 瘀血内阻型

选穴：百会、膻中、期门。

解析：血为气之母，气为血之帅，气能载血行血。选取百会穴配伍膻中穴可以补益阳气，从而达到助气行血之功效，使血液正常运行。期门穴为肝经腧穴，肝主藏血，调节气机，气机通畅则瘀血去，新血生。

点按方法：取坐位，点按力度宜轻柔绵长，每次点按 20～30 分钟为宜。

3. 肾精不足型

选穴：关元、承浆、肾俞、命门、局部阿是穴。

解析：命门、关元穴可以补益人体元气。肾俞穴可以补益肾气。承浆穴、局部阿是穴属于近端取穴法，穴位所在，主病所及。

点按方法：取坐位，点按力度宜轻柔绵长，每次点按 20～30 分钟为宜。

其他疗法

1. 蛋清蜂蜜面膜

操作方法：鸡蛋 1 个，取出蛋清，加入蜂蜜 1 汤勺搅拌均匀，然后均匀涂抹于额头、眼周等皱纹处，闭目养神，30 分钟后用清水洗净。每周 2～3 次。有润肤除皱、驻颜、美白的功效。

2. 勺子按摩

操作方法：用手握住勺把，用勺子的尖端沿着脸部两侧轮廓按摩；

由下而上按摩脸部，以防止肌肤下垂，从嘴角皮肤开始直到眼部周围，轻轻由内而外滑动；把表情纹舒展开，用勺的背面紧紧贴在脸颊上并向上滑动，到了颧骨处轻轻揉一下，重复几组；再从太阳穴往下顺着脸部线条按摩到耳垂后的凹陷处，颈部也要按摩，顺着线条按下去，以利于淋巴排毒。

生活提示

1. 面部除了选用合适化妆品进行日常保养外，还需要避免长时间日晒，避免各种刺激。

2. 矫正不良的生活习惯，少挤眉弄眼，保证睡眠充足，不吸烟、不嗜酒。

3. 饮食均衡，多食用新鲜的水果和蔬菜，丰富营养，保证日常饮水充足。

4. 保证运动，加速血液循环，使皮肤获得更多养分，排出更多废物。

黑色素沉着

黑色素沉着以 30~50 岁多见，不分性别。初起时患处出现斑状充血，可伴有轻度瘙痒，时轻时重，随后会出现斑状或者网状青灰色色素沉淀，呈成片的淡褐色至淡黑色斑，主要分布于前额、颞部、颊部及耳后。

黑色素沉着属于中医的"黧黑"范畴。中医学认为，黑色素沉着主要分为肝气郁滞、脾虚不运、肾阴亏虚 3 种类型。肝气郁滞型以患病初期，伴性情急躁，食欲不振，泛恶，五心烦热，皮疹潮红，刺痒，日晒更甚，舌红苔薄白，脉细数为主要症状；脾虚不运型以面部及四肢有斑片，食欲不振，倦怠乏力，便溏、舌淡、边有齿痕，苔白，脉沉细为主要症状；肾阴亏虚型以患病日久，伴腰膝酸软，头晕耳鸣，面色黑暗，脉濡或者细为主要症状。

点按选穴

1. 肝气郁滞型

选穴：期门、肝俞、内关、太冲、合谷。

解析：期门、太冲穴属于肝经穴位，可以调节肝胆气滞，调畅人体气机。肝俞主治肝经疾病。合谷、内关穴能够调节人体气血运动。诸穴点按可以疏肝理气。

点按方法：点按治疗过程中刺激强度可以适当加强，但总体以可以耐受为度，点按 20～30 分钟即可。

2. 脾虚不运型

选穴：脾俞、阴陵泉、地机、足三里、三阴交。

解析：脾俞、阴陵泉、地机穴可以健脾化湿，补益脾气。足三里、三阴交穴为养生保健要穴，联合使用能够加强补脾助运的效果。

点按方法：点按 20～30 分钟，以可以耐受为度。

3. 肾阴亏虚型

选穴：肾俞、太溪、气海、关元、血海、三阴交。

解析：上述穴位均为补益常用穴，联合使用具有补益肾气、滋阴润燥的功效。

点按方法：取俯卧位，点按 20～30 分钟，以可以耐受为度。

其他疗法

全息刮痧法

操作方法：先刮拭眼周局部，寻找皮肤皱纹结点，重点按揉配合点穴，点按攒竹、鱼腰、瞳子髎、承泣、睛明穴，散开皮下结节。再刮拭面部肝胆、生殖器官的脊椎对应区和小腹部子宫卵巢体表投影区，还有背部膀胱经的脾俞、意舍穴等。最后刮拭下肢部的足三里、阳陵泉、三阴交穴。上、中、下三部同步刮痧，坚持3个月，一般可以解除面部晦暗发黑等症状，恢复红光焕发的面容。

◇ 生活提示 ◇

1. 避免日光暴晒，阳光充足时注意防晒，如戴遮阳帽、涂抹防晒霜。

2. 每日少量食用白瓜子仁、冬瓜子仁；减少辛辣食物、豆制品和刺激性食物的摄入。同时，多吃新鲜蔬菜和水果等，保障营养的摄入。

3. 挑选适合自己的化妆品，注意化妆品成分，并避开有毒环境。

4. 保持心情愉悦和舒畅，保证睡眠质量。

肌肤暗黄

正常新陈代谢情况下，人们所食用的食物通过食道、胃、十二指肠、小肠、大肠，最后从肛门排出体外，需要12～24小时。如果食物接触肠壁时间太久，废物也会被人体再次吸收，从而导致体内中毒。尽管人体有这样的排毒功能，但疲劳、紧张或其他生理原因，都会导致人体出现代谢功能失调、内分泌紊乱，致使人体的废物长期停留在体内。这样残余的废物在肠内开始腐败，结肠中的菌群就会不断分解废物，产生毒素。毒素经过结肠再次吸收，不断渗出影响体内环境，后经血液循环进入器官，引发各种疾病，出现记忆力衰退、疲劳、面色灰黄、便秘、痔疮和内分泌失调、肥胖等。据临床数据显示，80%的皮肤问题都与肝、脾、肾功能失调有关。肝火旺或肝气郁结，易使气血不通，影响面部的血液循环，皮肤自然暗淡无光。皮肤发黄、长斑便随之而来。根据自身病因对症下药，调理内分泌，这才是改善皮肤的关键。

中医学认为，肌肤暗黄主要有气滞血瘀、痰湿凝滞、气虚血瘀3种类型。气滞血瘀型以更年期发病，色为橘黄色，伴有心烦易怒，口苦咽干，两胁胀满，舌暗淡有瘀斑，苔白略黄，脉弦为主要症状；痰湿凝滞型以色为淡黄色，多为中年发病，男女均可以见到，伴有头晕头重，胸中痞闷，肢体困倦，腹胀便溏，口干不欲饮，舌胖大边有齿痕，苔厚腻，脉滑为主要症状；气虚血瘀型以颜色淡，多为老年人发病，伴有头晕目眩，面色不好，气短乏力，皮肤粗糙，口淡不渴，舌质淡暗，苔薄白，脉细弱为主要症状。

点按选穴

1. 气滞血瘀型

选穴：中脘、大陵、太冲、膈俞、气海、血海、天枢。

解析：以上穴位配伍使用可以活血化瘀，行气止痛，增强新陈代谢，对于肌肤暗黄有很好地改善效果。

点按方法：点按20~30分钟，以可以耐受为度。

2. 痰湿凝滞型

选穴：丰隆、上巨虚、下巨虚、中脘、天枢。

解析：下巨虚穴有疏通经脉、调和气血的功效，配伍其他穴位使用可以清热润燥、疏肺散结，对于痰湿凝滞导致的肌肤暗黄有很好地改善作用。

点按方法：点按 20～30 分钟，以可以耐受为度。

3. 气虚血瘀型

选穴：关元、三阴交、足三里、血海、气海、合谷、公孙。

解析：公孙穴有健脾益胃、通调经脉的功效，配伍其他穴位使用，可以补气活血，对于气虚血瘀导致的肌肤暗黄有效果。

点按方法：点按 20～30 分钟，以可以耐受为度。

其他疗法

山楂茶

原料：山楂 30 克，冰糖适量。

制法：山楂洗净，切片，放入锅中加水、冰糖，煮沸 5 分钟，取汁代茶饮即可。

功效：山楂有明显的降低血清胆固醇、降血压、利尿、镇静等功效，可以强心、增加冠脉血流、扩张血管，让面色红润。可以说山楂是每个女人都该吃的"好脸色"食物。不过胃酸较多的女性不宜食用或饮用。

生活提示

1. 多食用有美白嫩肤作用的蔬菜水果，如苹果、黄瓜、番茄、香蕉等。但是胡萝卜、南瓜、空心菜、甘蓝菜、芒果、橘子等蔬菜瓜果富含胡萝卜素，过多地摄入易引起胡萝卜素血症，导致皮肤变黄，以手掌、足底最为明显，其次是面部、耳后，严重者可累及全身皮肤，所以不要过多食用。

2. 晚上休息时要彻底清洁皮肤，抹些保湿霜，也可以多做皮肤保养或面膜，这样皮肤可能会慢慢地变得白嫩。

面色苍白

东方人的健康肤色，讲究红黄隐隐，含蓄有光。从人的体质、禀赋、地区差异性等因素来说，人与人的面色有差异，有的人面色会偏白、偏红、偏黑。但是由于自身健康因素，如长期患有慢性疾病、贫血、突发性大出血、产后调理失当、身体发育不良等诸多原因，都会导致面部失于濡养，营血不充，面色苍白无华。

中医学认为，面色苍白主要分为心脾两虚、脾肾阳虚、脾胃虚弱3种类型。心脾两虚型以面色苍白，体乏无力，头晕心悸，失眠多梦，难寐易醒、醒后难以入睡，记忆力下降，手足发麻，月经量少，口唇淡白，舌胖苔薄，脉濡细为主要症状。脾肾阳虚型以面色苍白，可有浮肿，神疲乏力，形寒肢冷，自汗，小便清长，腰膝酸软，男子可有遗精，女子可有月经不调，舌淡，苔薄白，脉虚弱为主要症状。脾胃虚弱型以面色苍白或淡，可长期患有慢性疾病，头晕眼花，神疲乏力，食欲不振，腹胀恶心，皮肤干燥不华，便溏，舌淡，苔薄腻，脉细弱为主要症状。

点按选穴

1. 心脾两虚型

选穴：肝俞、脾俞、心俞。

解析：五行之中肝生心，肝为心之母，因此点按肝俞、心俞、脾俞穴可以补益心脾。但不可太过，否则肝过于旺盛会影响到其他脏腑，引起病变。

点按方法：以可以耐受为度，点按 20～30 分钟。

2. 脾肾阳虚型

选穴：肾俞、血海、脾俞。

解析：脾为后天之本，肾为先天之本，肾俞穴配伍脾俞穴可补益先天、后天之精，配伍血海穴可以行气化血。

点按方法：以可以耐受为度，点按 20～30 分钟。

3. 脾胃虚弱型

选穴：脾俞、胃俞、中脘。

解析：上述穴位对于调整因虚所致的脾胃疾病有很好的疗效。

点按方法：由于中脘在脐上 4 寸，腹部脏器较多，故不可过于猛按，刺激强度中等或者轻度刺激即可，点按 20～30 分钟。

其他疗法

1. 黑米红枣粥

原料：黑米 100 克，红枣 10 枚，粳米 200 克，冰糖适量。

制法：黑米、粳米淘洗干净，放入锅中，加水、红枣，先用武火煮沸，后用文火煎熬至熟，加入冰糖搅拌即可。

功效：健脾益气、补血养颜，早、晚分服，可以作为面色苍白的辅助食疗。

2. 拔罐法

操作方法：嘱受术者除去上身衣物，俯卧于床上，在其脊柱两侧拔火罐，时间在 10～15 分钟即可。施术期间注意保暖，关好门窗，防止风邪入侵。

3. 面部按摩法

操作方法：嘱受术者平卧于床上，放松。施术者对其进行头部和面部按摩 20 ~ 30 分钟，刺激头部百会、四神聪、头维、神庭、哑门等穴位，以及面部迎香、巨髎、承泣、四白、地仓、颊车等穴位。

生活提示

1. 保持精神愉快，情绪乐观，消除急躁、忧虑、害怕等因素。
2. 合理作息，适当锻炼，劳逸结合，保证睡眠质量和睡眠时间。
3. 注意饮食结构，增加营养，做好食补。

斑 秃

斑秃，即斑状脱发，斑块大小不等，呈圆形或者近似圆形，发生突然，多无自觉症状，或仅有微痒，属于一种皮肤病，部分病人进展迅速，可在数日至数月内全部头发迅速脱光，成为"全秃"，更甚者，少数病人可累及腋毛、阴毛、眉毛、胡须，称为"普秃"。

中医学中斑秃属于"油风"范畴。一般分为气滞血瘀、气血两虚、阴虚火旺 3 种类型。气滞血瘀型斑秃表现为头发部分或者全部脱落，甚至须眉全部脱落，病程较长，面色晦暗，舌边有紫色瘀斑，脉沉涩。气血两虚型斑秃表现为头发成片脱落，呈圆形或者不规则形状，小如指甲，大如钱币，伴头晕失眠，气短乏力，舌淡红，苔薄白，脉细弱。阴虚火旺型斑秃表现为头发突然成片脱落，形如钱币，头皮光亮，五心烦热，咽干口燥，舌红无苔，脉细数。

点按选穴

1. 气滞血瘀型

选穴：头维、阿是穴、防老、翳明、风池、外关、天井。

解析：阿是穴即局部脱发区，与防老、翳明穴配伍，可以行气化滞，促进气血化生。风池穴可以去一身内外之风。头维穴可以通络止痛。天井、外关穴可以振奋阳气。

点按方法：将拇指或食指的指腹按在穴位上，用手指做顺时针或逆时针揉动按压。每个穴位按揉 100 次。

2. 气血两虚型

选穴：阿是穴、膈俞、足三里、头维、百会。

解析：阿是穴为病灶体表标志，对于病灶周边气血疏通有很好的疗效。头维、百会穴可以促进新发生。发为血之余，有血则生发，膈俞穴可以补益营血，足三里穴可以促进气血化生。

点按方法：将拇指或食指的指腹按在穴位上，用手指做顺时针或逆时针揉动按压。每个穴位按揉 100 次。

3. 阴虚火旺型

选穴：风池、风府、百会、膈俞、血海、足三里、三阴交。

解析：体内阴血不足，可致虚火旺盛，火热生风，风池、风府穴可以息风祛邪。百会穴可以促进斑秃位置气机调畅。膈俞、血海穴可以生血，配伍足三里、三阴交穴可以使气血充足，促进新发生长。

点按方法：将拇指或食指的指腹按在穴位上，用手指做顺时针或逆时针揉动按压。每个穴位按揉 100 次。

生活提示

1. 斑秃的治疗时间，根据不同体质及脱发轻重程度，少则 1～2 个月，多则6~12个月，个别人甚至需要2年以上的治疗时间，故而一定要坚持治疗，不能中断。

2. 要保持乐观的心态，解除精神负担，坚定治愈信心。

3. 注意饮食调摄，忌食辛辣酒酪，多食用补益肝肾的食物，如大枣、黑芝麻、黑豆、黄豆等。

鸡 眼

鸡眼是足部皮肤局部长期受压和摩擦引起的局限性、圆锥状角质增生，俗称"肉刺"，好发于足跖前中部第3跖骨头处、拇趾胫侧缘，也见于小趾及第2趾趾背或趾间等突出和易受摩擦的部位。长久站立和行走导致的压迫和摩擦等是主要诱因。

点按选穴

选穴：八邪、阿是穴、八风。

解析：八邪穴左右共8个穴位，能够清热消肿，通络止痛。八风穴左右共8个穴位，能够消肿止痛，主治足背红肿。阿是穴为鸡眼局部疼痛点。

点按方法：用较强刺激强度点按，每个穴位点按100次，可以疏通经络，行气导滞。

其他疗法

外用腐蚀剂

操作方法：可用鸡眼膏外贴或鸡眼软膏外敷。外用腐蚀剂时须保护周围皮肤，可将氧化锌胶布中央剪一小孔，大小与皮损相同，粘贴在皮肤损害处并使皮损露出，另用胶布细条搓成索状围住孔成堤状，然后敷药再以大块胶布覆盖，封包 3～7 天换药 1 次，直至鸡眼脱落。

生活提示

1. 穿宽松的鞋子，使足趾不受挤压，防止足趾变形。
2. 当感觉有些部位有挤压时，应用一些足科小支具。
3. 应用矫正鞋垫帮助足底受力平衡。
4. 发现足部畸形时，及时找专业医师诊治，避免病情发展。

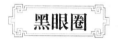

黑眼圈

黑眼圈俗称"熊猫眼"，西医称为"眶周着色过度症"，中医则称"两目暗黑""睑黵"，是指眼眶周围皮肤颜色加深，形成黑色或褐色、褐蓝色环状改变，宽约指许，边缘整齐，压之不褪色，抚之皮肤光滑不碍手的症状，常伴有体乏无力、失眠多梦、皮肤粗糙或干燥不华、腰膝酸软、五心烦热、体弱易感冒，女性伴有月经不调，使面容有疲惫憔悴之感。

一般情况下，中医将黑眼圈分为以下 3 个类型：

1. 肝肾阴虚型

表现为眼花无神，眼睑周围呈青黑色或者暗褐色，同时伴有头晕耳鸣、失眠健忘、腰膝酸软、齿摇发脱、咽干口燥、小便短赤、五心烦热、牙浮龈肿、小腿抽筋等症状，多见于形体消瘦的中年人，舌体瘦颜色淡，脉弱。

2. 瘀血内阻型

表现为眼眶晦暗、两目周围呈暗黑色、面少光泽，同时伴有皮肤粗糙、干燥瘙痒，形体偏瘦，女性月经不调、痛经或者闭经，有头痛、胸痛、胃痛、腹痛等慢性疾病伴随，性情抑郁，精神压抑，烦躁易怒，舌质紫暗或有瘀斑，舌下静脉怒张，脉弦涩或弦细。

3. 脾虚痰湿型

表现为两目皮肤周围暗黑，面色发白或发黄，眼睑皮肤有浮肿之象，常感到眼皮沉重，下眼睑褐蓝色，伴身重倦怠、形体肥胖、胸痞多痰、口淡无味、食欲不振、白带多、舌胖、苔白腻、脉濡。

❖ 点按选穴 ❖

1. 肝肾阴虚型

选穴：阳白、鱼腰、丝竹空、肝俞、肾俞、三阴交。

解析：肝俞、肾俞穴具有补益肝肾的作用。三阴交穴是补益要穴，也是养生保健要穴。阳白、鱼腰、丝竹空穴可以促进眼周血液循环。

点按方法：操作过程中小腿部位的穴位可以用中度刺激点按 100 次，而阳白、鱼腰、丝竹空穴属面部眼周穴位，轻度刺激 50 次即可，以受术者耐受为度。

2. 瘀血内阻型

选穴：鱼腰、承泣、四白、膻中、期门、肝俞。

解析：膻中穴为补气要穴，对于各种气虚都有一定提升作用，但此处不可重按。期门穴属于肝经上的穴位，肝藏血，对于肝气郁滞引起的血瘀病症有很好的疗效。鱼腰、承泣、四白穴属眼周近端穴位，可以促进眼周血液循环。

点按方法：操作过程中小腿部位的穴位可以用中度刺激点按 100 次，鱼腰、承泣、四白穴属面部眼周穴位，轻度刺激 50 次即可，以受术者耐受为度。

3. 脾虚痰湿型

选穴：阳白、鱼腰、承泣、四白、中脘、阳陵泉、足三里、丰隆。

解析：中脘、阳陵泉、足三里穴对于调节脾虚有非常好的效果。丰隆穴为利水要穴，对于各种湿证有较好的疗效。阳白、鱼腰、承泣、四白穴可以促进眼周血液循环。

点按方法：身体其他部位穴位，中等力度点按 100 次，而阳白、鱼腰、承泣、四白穴是眼部及眼周的穴位，属于经络中的近治疗法，只需轻轻揉按 50 下即可。

❖ 其他疗法 ❖

苹果外敷方

操作方法：准备一个新鲜的苹果，把它切成片状，然后平躺在床上，把苹果片敷在眼皮上 15 分钟。每天坚持可以很快见到效果。

❖ 生活提示 ❖

1. 忌食寒凉冷冻、腻滞不易消化或性质沉降的食物。

2. 生活规律，避免操劳，充分睡眠，不熬夜。

3. 心情平和，情绪稳定，七情畅达。

4. 加强体育运动。

5. 经常做眼周穴位按摩，睡前用热毛巾敷眼。

眼　袋

眼袋，即下眼睑浮肿、眼睑局部隆起呈袋状。眼睑部位的皮肤松弛、萎缩，眼下的结缔组织发生水肿，均可造成眼袋。根据发生原因，眼袋可分为先天性和获得性2大类。前者多是由眼眶周围的纤维结缔组织强度和弹性不足造成的，而绝大多数人的眼袋属于获得性，与不恰当的按摩、爱流眼泪、常画眼线、惯于熬夜等因素有关。中医学认为，导致眼袋产生的根本原因是肾脏亏损。

点按选穴

选穴：太阳、鱼腰、印堂、承泣、四白、三阴交。

解析：以上穴位配伍既有穴位所在疾病所主的疗效，又对于引起眼袋的肾脏亏损有调整作用。

点按方法：三阴交穴以中等力度按揉100次，其余的面部穴位要轻轻揉按，最好睡前揉按20分钟。

其他疗法

穴位敷贴疗法

操作方法：将黑豆研成细末，以生地黄汁或者茶水调成糊状外敷于眼袋局部，再用艾条回旋灸10～15分钟，以局部红晕为度，注意不要烫到眼睛，每日1次，10次为1个疗程。

生活提示

1. 保证充足的睡眠，避免熬夜。

2. 保证饮食丰富、健康，多吃新鲜的蔬菜、水果等，少吃辛辣、过咸的食物。

3. 睡前尽量少喝水，尽量不喝水，以免第二天眼睛浮肿。

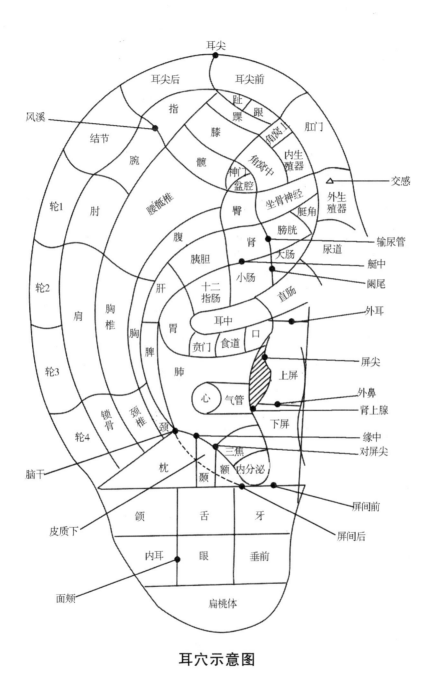

耳穴示意图

注：书中部分疗法涉及耳穴疗法，配完整耳穴示意图供参考。